DU

SCLÉRÈME DES ADULTES

DU

SCLÉRÈME DES ADULTES

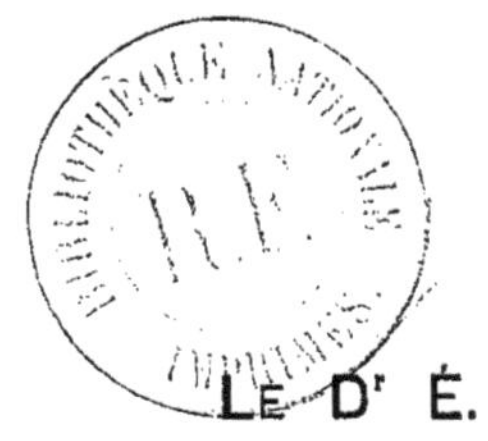

PAR

LE Dr É. COLLIEZ,

ÉLÈVE DE L'ÉCOLE PRATIQUE,

ANCIEN EXTERNE DES HÔPITAUX,

ANCIEN MÉDECIN AIDE-MAJOR (SIÉGE DE PARIS).

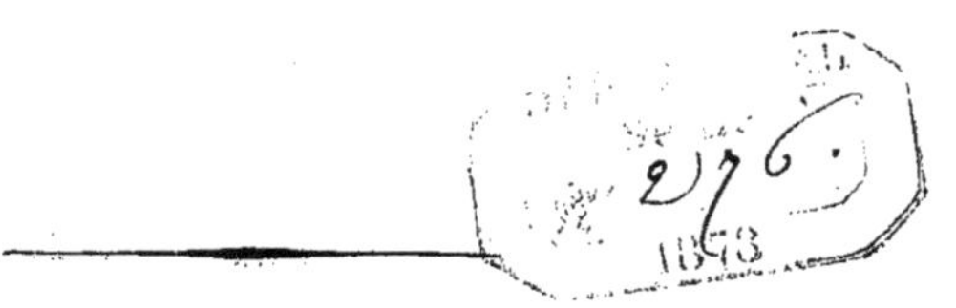

PARIS

LEFRANÇOIS, LIBRAIRE-EDITEUR

RUE CASIMIR-DELAVIGNE, 9 ET 10, PLACE DE L ODEON

1873

DU

SCLÉRÈME DES ADULTES

> Miseris succurrere disco (VIRGILE).
>
> De bons médecins, c'est-à-dire des gens de cœur et d'honneur prêts à tous les dévouements, et aimant avec une égale passion les sciences et l'humanité.
>
> Jules SIMON. (*Discours d'installation de la Faculté de médecine de Nancy.*)

INTRODUCTION

Dès mes premiers pas auprès des malades, je rencontrais dans les salles de l'hôpital Saint-Louis une altération de peau singulière qui avait vivement frappé mon esprit et attiré mon attention. Parvenu aujourd'hui au terme officiel de la noble, mais difficile étude de la médecine, le même hasard de la clinique me fit trouver un nouveau cas de Sclérème des adultes. Cette affection qu'il suffit d'avoir vue une seule fois pour la reconnaître, par sa singularité, sa bizarrerie et sa rareté me frappa comme tous ceux qui ont eu l'heureuse chance de la rencontrer, m'intéressa vivement et me donna l'idée d'en faire une étude plus complète que je présenterais dans ma thèse inaugurale.

Je ne puis avoir l'ambition de jeter une vive lumière sur ce point encore bien obscur de pathologie cutanée. Cet avantage ne peut être réservé qu'à un auteur plus expérimenté, plus sûr de lui-même, et non à un élève dont tous les efforts sont nécessaires pour suivre ceux qui tiennent le flambeau de la science.

Plus mes recherches ont essayé de pénétrer intimement au fond de la question, plus j'ai été frappé de la divergence des opinions émises par les médecins éclairés qui ont traité du Sclérème, tant sur son diagnostic et sa nature que sur ses rapports avec les autres maladies. J'espère donc que les difficultés du sujet que je vais aborder, me feront pardonner les imperfections de mon travail et que mes juges, dont je réclame toute l'indulgence, me tiendront compte de mes efforts.

Malgré leur insuffisance actuelle groupant les nombreux matériaux déjà réunis dans la thèse de M. Horteloup (1865), tous ceux qu'on a publiés depuis et que j'ai trouvés épars dans les journaux de différents pays, je me propose d'exposer l'état actuel de nos connaissances sur le Sclérème des adultes. Ce travail dût-il n'avoir d'autre résultat que de préparer des recherches décisives en attirant l'attention d'hommes plus éclairés et plus compétents, je me féliciterais encore de l'avoir produit.

L'importance du sujet m'entraînera peut-être un peu loin, mais je ferai tout mon possible pour ne pas faire regretter a mes lecteurs ni les détails ni les instants qu'ils voudront me bien consacrer.

Après avoir rappelé la synonymie, et tenté une définition, je donnerai en même temps que l'historique un résumé complet des observations et des mémoires qui ont traité du sclérème. J'ajouterai aussi un fait nouveau. Puis dans un aperçu synthétique, je tracerai un tableau des symptômes, de l'étiologie, de la marche, de la durée, de l'anatomie pathologique, du diagnostic et du pronostic de cette affection.

Quant à la nature, quoi qu'ait pensé J.-J. Rousseau (1), et qu'en puissent dire les esprits rigides et sévères, cédant à l'instinct naturel qui nous porte à chercher sous le fait brut l'interprétation qui satis-

(1) Je sais bien que la vérité est dans les choses et non dans mon esprit qui les juge, et que moins je mets du mien dans les jugements que je porte, plus je suis sûr d'approcher de la vérité. (Emile.)

fait le mieux l'esprit, après avoir discuté les autres théories, j'en ferai connaître une nouvelle basée sur les propriétés des nerfs trophiques. Elle me paraît plus conforme avec les faits, elle est du reste fondée sur l'observation clinique et la comparaison, seules voies pratiques qui permettent à la médecine française de conserver sa prépondérance et de réagir contre les tendances envahissantes étrangères. L'avenir et l'extension de nos connaissances médicales donneront peut-être un jour la solution de ce problème et viendront, j'espère, confirmer cette opinion qui n'est encore qu'ébauchée, mais repose sur des données sérieuses. En tout cas, j'aurai toujours s'il le faut, la sincérité d'avouer mon erreur.

Le traitement, but pratique de la médecine, sera aussi la terminaison de cette étude et la conclusion des opinions qu'elle renferme.

C'est grâce à l'inspiration de M. Hillairet que j'ai entrepris ce travail ; c'est avec l'aide éclairé des conseils de M. Charcot que je l'ai poursuivi. Je les prie d'accepter ici le témoignage public et sincère de toute ma gratitude.

SYNONYMIE.

Contrastant avec la pauvreté relative de nos connaissances, elle est riche comme celle de toutes les maladies encore mal connues et reflète les idées du temps aussi bien que les hypothèses émises sur la nature du sclérème.

Cette affection nommée par les Grecs στεγνωσις ; par les Romains *Cutis obstructio;* par Lorry (1777) *Cutis Crassitiès aucta,* fut successivement dans ce siècle décrite par Alibert comme Scléremie des adultes, par Strambro endurcissement du tissu cellulaire. Thirial qui le premier attira vraiment l'attention en fit le Sclérème des adultes; Forget (de Strasbourg), le Chorionitis ou Sclérostenose (σκληρος dur στενος étroit), puis Gintrac, Valleix, Horteloup, Bazin la Sclérodermie. Pour être complet je signalerai encore les noms de Stegnose (Ravel), Erythème chronique (Grisolle), Tétanos cutané

Corradi), Sclérodermasie (Robin et Littré), Sclérome cutané (Follin), Sklériasis (E. Wilson).

Il est bien inutile de surcharger cette liste déjà trop longue, aussi j'adopterai le nom de Sclérème des adultes. C'est celui de Thirial et M. Hillairet, il a en outre l'avantage de ne rien préjuger sur la nature ou le siége de la maladie, et de pouvoir comprendre les altérations autres que celles du derme. Il est simplement fondé sur le principal caractère de la peau, celui qui attire le premier l'attention.

En outre, cette affection se rencontre surtout à l'âge adulte et le sclérème des nouveau-nés étant un véritable œdème ne s'appellera plus que œdème algide des nouveaux nés.

DÉFINITION.

La plupart des auteurs n'en ont donné aucune et l'ont confondue dans l'étude des symptômes. Pour moi, je crois que la suivante répond aux conditions voulues, car elle énumère les principaux caractères et élimine les affections dont je ferai le diagnostic différentiel.

Le sclérème des adultes est une maladie chronique, non contagieuse, caractérisée par une induration sans hypertrophie, et une rétraction particulière de la peau et de quelques muqueuses avec ou sans changement de coloration, et sans altération primitive notable des fonctions générales.

HISTORIQUE.

L'étude de l'historique dont personne ne conteste l'utilité est surtout importante quand il s'agit d'une maladie peu connue et assez rare pour qu'un praticien très-répandu n'en rencontre que deux ou trois cas. Celui qui ne rejette ni ne dédaigne le passé y retrouve toujours quelques lumières et profite des efforts des devanciers.

Cette étude nous donnera en outre la confirmation de ce fait, qu'il n'y a pas de maladies nouvelles, qu'on les observe de tout temps et que les matériaux s'accumulent jusqu'à ce qu'un homme se rencontre qui plus tard les utilise pour en construire une individualité régulière et la classer dans un cadre nosologique. Nous assisterons en même temps aux efforts tentés au XVIIIe siècle, puis de 1845 à 1848, pour constituer cette maladie qui retombe chaque fois dans un oubli momentané jusqu'à ce que le travail de M. Horteloup l'ait rendue classique. Nous verrons les progrès que la question à faits depuis lors. En effet, plus on avance, plus les caractères de la maladie se dessinent et se confirment, et les dernières observations très-complètes et très-précises apportent de nouveaux arguments pour faire du sclérème une trophonevrose.

Les Grecs, si dévoués au culte de la forme, n'ont pas manqué de signaler le στεγνωσις ; seulement, il est probable qu'ils avaient confondu sous ce nom plusieurs états distincts. On soupçonne le Sclérème dans le cas cité par Hippocrate (1), d'un Athénien dont il ne pouvait pincer la peau indurée et qui guérit par l'emploi des bains chauds.

Galien signale parmi les causes de l'*obstruction cutanée* l'absence de précautions contre le froid et l'action d'un vent doux quand la peau est relâchée par un bain. Il traitait par les bains chauds et les onctions d'huiles diverses cette dureté avec sécheresse et pâleur de la peau.

Oribaze, Paul d'Egine, Avicenne et les Arabistes répétèrent, sous le nom de Crassities, ce que Galien avait déjà dit.

En 1642, Zacutus Lusitanus (2), médecin portugais, rapporta une observation qui ne fut connue en France qu'à la suite des recherches de M. Gintrac.

En 1660, Diemerbroeck (3), médecin hollandais, cite deux tron-

(1) Livre des Epidémies, ch. 9, t. V. Traduction Littré.

(2) De Praxis medica admiranda, liv. III, p. 119. Amsterdam, 1634.

(3) Anatome corporis humani, liv. VIII, cap. 1, de Nervis, p. 50.

çons de faits ; l'un semble être de la lèpre sur un scorbutique venant de l'Inde, l'autre était une femme dont la peau s'était roidie et tendue comme celle d'un tambour.

En 1678, Adrien Helvétius (1) parle d'une femme d'Amsterdam, âgée de 36 ans, dont la peau était dure, sans sentiment, et que guérirent les diaphorétiques.

Stalpart van der Viel (2), cite une observation incomplète d'une maladie qui avait envahi toute la peau à la suite du froid, mais curieuse surtout par l'explication qu'il en donne. Il la croyait due à des tumeurs obstruant les pores de la peau et bouchant le passage aux esprits.

Haller (3), si atteintif à recueillir les cas rares, cite l'autopsie d'une femme dont la peau et le tissu cellulaire étaient durs, presque tendineux.

En 1736, Underwood (4), après avoir décrit l'œdème des nouveau-nés dit que les anciens avaient observé une affection assez analogue. C'est un resserrement de la peau spécial aux adultes, souvent suite de l'impression du froid.

Lefebure de Villemin (1787) en le traduisant, attribue plutôt cette affection à la sécheresse des fibres et à l'affaissement des pores ; aussi conseille-t-il les frictions avec le vinaigre chaud.

Curzio, médecin à l'hôpital des Incurables, publia en 1752, à Naples, la relation d'un fait tellement curieux, qu'il fit alors courir la cour et la ville. Traduit en anglais, puis en français, dans une lettre adressée par l'abbé Nollet (5), cette observation complète et type de sclérème, est la première capable de figurer dans un relevé.

---

(1) Recueil de méthodes sur diverses maladies. Lahaye, 1710.

(2) Observations rares de médecine, traduites du latin de van der Viel, par Planque, 1752, t. II, p. 423.

(3) Opuscula pathologica. Lausanne, 1768, p. 364.

(4) Treatse on the Diseases of Children. Maladies des enfants.

(5) Dissertation anatomique et pratique sur une maladie d'une espèce fort rare et fort singulière.

Obs. I. — Fille de 17 ans. Robuste. Pas encore réglée. Induration et resserrement extrême de la peau. Les paupières, les lèvres, la langue sont prises et leurs mouvements difficiles. Etat général bon. Saignée. Bains de vapeur. Guérison à peu près complète.

Lorry (1), qui le premier tenta une classification des maladies de peau d'après leur nature, fit paraître sur le sclérème un travail important, où il étudie les causes externes et internes et le traitement, mais il confondit l'ichthyose et la stegnose.

En 1809, Henke (2) rapporte une observation qui ne fut connue en France qu'en 1854, quand la rédaction des *Archives* l'ajouta à l'article de Gillette.

Obs. II. — Femme de 24 ans. Après avoir couché dans un cellier frais, sur du gazon humide, elle fut prise d'une dureté de la nuque qui cessa graduellement.

Strambio, sous le nom d'endurcissement du tissu cellulaire, publia un cas qui fut traduit de l'italien par Ozanam père (3).

Obs. 3. — Cultivateur, 48 ans, robuste. On le crut atteint de scarlatine chronique. La peau est rouge et d'une rigidité extrême, comme du parchemin sec. État général bon. Frictions avec l'axonge, puis avec la pommade mercurielle. Éruption hydrargyrique, puis guérison.

Alibert (4), parmi les sclérèmies, divisions des ethmoplecoses ou affections du tissu cellulaire, cite deux cas : le premier, chez une femme à la suite d'une violente émotion, est incomplet; le second, qu'il observa avec Letourneux de Fougerolle (Mayenne).

---

(1) Tractus de morbis cutaneis. Paris, 1777, pars 1, sectio 1, caput 1, page 482.

(2) Observation tirée de son Handbuch zur Erkentness und heilung der Kinderkrankleiten. Archives générales de médecine, 1854, t. IV, p. 665.

(3) Recueil périodique de la Société de médecine de Paris, de Sédillot, 1817, t. LXI, p. 235.

(4) Nosologie naturelle, t. I, p. 498, 1817.

Obs. IV. — Femme de 44 ans. A la suite d'une course à cheval par un froid humide, toutes les parties sus-diaphragmatiques de la peau s'indurèrent. Aucun malaise, sauf un peu de céphalalgie. Légère amélioration par les diaphorétiques et les frictions mercurielles.

Il parle ensuite de différents endurcissements du tissu cellulaire entre autres de celui qu'on retrouve dans le rhumatisme goutteux.

En 1820, Casanova (1) eut l'occasion de voir :

Obs. V. — Une comtesse de 22 ans, dont les bras et l'abdomen s'indurèrent à la suite d'arrêt des règles ; les seins diminuèrent de volume. Le magnétisme, les emménagogues amenèrent une amélioration.

En 1829 Pierquin (2) relatait deux observations sous le nom de *phlegmatia alba dolens*, qu'il assure plus tard (3), en réclamant la priorité, être du sclérème. La première n'est pas intéressante et n'a pas de détails. La seconde, est celle d'une femme de 72 ans dont l'autopsie ne montra rien d'intéressant. La mobilité de la lésion qu'onc ombattit pendant un mois par l'application de 6, 12 et jusqu'à 40 sangsues et le prurit qui l'accompagnait, me font penser qu'il ne s'agit pas de sclérème.

En 1830, Stroheim (4) aurait, au dire de Gintrac, publié un fait de sclérodermie, quoique sous un titre inexact. L'autopsie n'apprit rien sur l'état de la peau.

En 1837, Fantonetti (5) cite l'observation suivante assez complète.

Obs. VI. — Paysanne de 30 ans. Rhumatismes dans l'enfance. La peau devient dure, brune avec taches blanches, tendue, excepté à la face. Difficulté des mouve-

(1) Annales du Cercle médical, t. I, 1820.

(2) Journal des progrès et institutions médicales en Europe et en Amérique, t. XIV, p. 262.

(3) Revue médico-chirurgicale, 1847, p. 267.

(4) De induratæ telæ cellulosæ casu quodam rariori. Vratislaviæ, 1830, p. 16.

(5) Annali universali compilati del signor dottore Annibale Omodei, traduit dans la Presse médicale de Paris, 1837, p. 360.

ments. Bains avec décoction de ciguë, purgatifs, puis frictions mensuelles. Elle finit par guérir, sauf à la cuisse droite.

Enfin, en 1845, Thirial publia deux observations très-bien prises, pleines de la clarté et de la précision qui avaient manqué aux précédentes. Après avoir exposé toutes les difficultés qui déroutent l'observateur et qui ont répandu tant d'incertitudes sur le sclérème des enfants, il essaie de démontrer qu'on y trouve un endurcissement véritable, comme le croient Denis, Dugès, Underwood et M. Bouchut. Au contraire, Billard, puis Valleix, qui a développé son opinion, soutiennent, ce qui est généralement admis maintenant, que l'induration n'est qu'apparente et résulte de la distension mécanique de la peau par la sérosité du tissu cellulaire. L'œdème est symptomatique, et à leur avis, perd le premier rang; aussi Valleix appelle la maladie asphyxie lente des nouveau-nés, nom que depuis il a modifié en celui de œdème algide, qui est devenu classique. Dans une longue argumentation, Thirial veut démontrer que le sclérème des nouveau-nés se compose de deux éléments :

1° Endurcissement *sui generis* de la peau et du tissu cellulaire;

2° État congestif et asphyxique alliés, non par la nature même de la maladie, mais par suite du concours des circonstances malheureuses où se trouve le petit sujet (faiblesse congénitale, froid, inanition), à un âge où les congestions sont si fréquentes. Et la meilleure preuve, c'est qu'en observant le sclérème chez l'adulte « comme la nature s'est chargée de le faire sous ses yeux, » dégagé des circonstances occasionnelles qui se rencontrent chez l'enfant, il apparaît avee une lésion toujours identique, et devient moins obscur en même temps que moins grave.

Obs. VII. — La première observation est celle d'une fille de 21 ans, entrée à l'Hôtel-Dieu. Aménorrhéique depuis cinq mois, elle fut prise d'une raideur du cou qui

---

(1) Du sclérème chez les adultes, comparé à celui des enfants, in Journal de médecine de Trousseau, mai et juin 1845.

en trois jours, gagna la partie supérieure du corps. Les mains étaient libres. Pas de symptômes généraux. Après dix-sept jours d'un traitement par les bains de vapeur, elle sortit sans amélioration.

Cette première observation, qui remontait à 1833, et sur laquelle on avait alors émis tant d'hypothèses, était tombée dans l'oubli et serait restée un objet de curiosité si la seconde n'avait ouvert les yeux et complété ce qui lui manquait.

Obs. VIII. — Femme de 15 ans. Entrée à Necker en 1844. Suppression des règles par le froid et bientôt raideur du cou qui fait croire à un torticolis et envahit une partie du corps. Rien dans les fonctions générales, à part un peu de céphalalgie. Emménagogues, alcalins pendant deux mois sans grand succès. Le retour des règles amena la guérison.

« Il lui a fallu traverser bien des doutes et triompher de bien des préjugés d'école avant de reconnaître et d'adopter ce qui aujourd'hui lui apparaît comme une vérité. »

Puis il compare ces deux observations entre elles et au sclérème des nouveau-nés et divise les symptômes en deux groupes : 1° ceux de l'état local, plus saillants chez l'adulte ; 2° ceux de l'état général manquant chez ce dernier, parce que les conditions de résistance sont plus favorables.

En résumé, de même que le muguet et l'érysipèle présentent de grandes différences chez l'enfant et chez l'adulte; de même il y a deux formes de sclérème : 1° complexe ou grave chez le nouveau-né avec état asphyxique; 2° bénigne, locale, simple chez l'adulte.

En lisant ce mémoire, on voit que Trousseau, dans le service de qui Thirial avait pris les observations, n'avait pas rapproché ces deux cas du sclerème des nouveau-nés, qu'il chercha dans les éléments constitutifs de la maladie les véritables indications thérapeutiques et qu'il n'y avait vu qu'un fait rare sur la nature duquel il ne se prononça pas. Thirial, au contraire, n'y trouvait pas une maladie nouvelle, mais bien le premier cas de sclérème survenu chez l'adulte, et il avait été heureux d'y puiser des arguments pour appuyer son opinion contre celle de Valleix dans la discussion sur le sclérème.

Composé dans cette pensée, ce mémoire n'eut pas toute la portée qu'on aurait pu en tirer et « fut loin de rallier tous les suffrages, » comme dit Thirial, connaissant l'empire des habitudes nosologiques. Il fit d'abord si peu de sensation, que Grisolle et Forget n'en parlent pas dans leurs articles. Mais plus tard, autour de lui comme noyau, vinrent se grouper les différents matériaux anciens et modernes.

Deux ans après, Grisolle (1) ignorant probablement le mémoire de Thirial, publia sous le titre de : *Cas rare de maladie de la peau ou érythème chronique*, un type de sclerème.

OBS. IX. Femme de 50 ans. Sortie sans accident de l'âge critique, elle s'amaigrit et vit, en deux ans, la peau des bras, de la figure et de la poitrine se durcir et gêner les mouvements. La coloration était rouge-brune, avec striation longitudinale. Elle sortit améliorée par l'emploi des bains alcalins et de l'iodure de potassium.

Cette observation rappela à Forget un fait qu'il avait autrefois observé et il en fit le sujet d'un mémoire où, dans un début pompeux, il revendiquait la découverte du chorionitis. S'il n'a pas inventé cette maladie, car les maladies existent de tout temps, il a la prétention d'en avoir aperçu le premier l'importance, d'en avoir fécondé les matériaux stériles et d'avoir établi les droits de cette affection que jusqu'alors la routine ne faisait considérer que comme une anomalie curieuse. De même firent Bright pour l'albuminurie chronique, Jenner pour la vaccine et Hunter pour la phlébite. Se défiant de lui-même, il gardait depuis dix ans ce silence sur cette observation quand le mémoire de Thirial l'engagea à la publier.

OBS. X. Femme de 33 ans. Bonne santé habituelle. Rhumatismes antérieurs. La face est immobile. La peau des bras, du cou, de l'abdomen, des genoux est dure,

---

(1) Gazette des hôpitaux, 29 avril 1847.

brunâtre, tendue. Bains émollients et de vapeur, frictions mercurielles jusqu'à salivation. Peu d'amélioration au bout de deux mois.

Dans son désir de créer une maladie nouvelle, Forget fit ressortir les analogies de son observation et de celle de Grisolle et généralisa les deux faits. Il espérait aussi qu'attirant l'attention, son mémoire amènerait des recherches intéressantes, que les faits se multiplieraient, comme alors pour la pellagre et la morve, et dans ces derniers temps pour la leucocythémie. C'est ce qui arriva du reste.

Voulant rester modéré dans son interprétation, il attribua, comme Grisolle, cette maladie à une inflammation lente du chorion, d'où le nom de *chorionitis;* mais il proposait aussi le mot de *sclérosténose* pour ceux qui n'admettraient pas la phlegmasie. Il explique l'amaigrissement par la compression mécanique et l'atteinte portée à la nutrition. On comprend, en effet, difficilement qu'une lésion grave d'un organe aussi important que la peau n'amenât par à la longue des troubles de la santé générale.

Il trace ensuite la marche, les symptômes, l'étiologie et le traitement où il constate l'insuccès des antiphlogistiques. Puis il classe cette maladie dans les vices de conformation acquis de la peau, car, à son avis, la nature phlegmasique s'efface devant l'aspect singulier du malade.

Mais alors Thirial (1), qui cependant n'avait en vue dans son mémoire qu'une affection analogue à l'œdème des nouveau-nés, s'étonne de se voir contester probablement par une méprise, son droit à la priorité. Il est vrai que la similitude des observations était telle qu'un abonné en avait déjà fait la remarque au rédacteur de la *Revue médico-chirurgicale*. Il est loin d'attacher autant d'importance à sa maladie qu'à celle de Bright par exemple et de vouloir se placer comme Forget, à côté de ces illustres médecins. Sans être cette fois aussi affirmatif sur l'analogie, je dirai presque l'identité

(1) Union médicale, août 1847, p. 422.

avec le sclerème des nouveau-nés, il conteste facilement l'inflammation. Il établit bien ce que la maladie n'est pas, mais il ne saurait affirmer ce qu'elle est et provisoirement admet une induration *sui generis*, une maladie dure, *Passio roborosa*, comme disent les vétérinaires.

Ce n'était certes pas faire avancer la question.

Entrée désormais dans la science sous le patronage de noms influents, cette maladie ne tarda pas à attirer l'attention, et la même année M. Gintrac (1), de Bordeaux, publia le résultat de ses recherches sur la sclérodermie. Je n'aurais pas signalé cette lutte de paternité, que Pierquin (2) venait aussi augmenter en réclamant la priorité en faveur de ses deux observations de *Phlegmatia alba dolens*, si elle n'avait pas eu l'avantage d'attirer l'attention des observateurs.

Le nouveau mot de Gintrac préférable à celui de Chorionitis, puisqu'il n'indique rien de la nature de la maladie, a cependant l'inconvénient de limiter la lésion au derme seul, tandis qu'elle atteint aussi le tissu ceulllaire. Aussi lui ai-je préféré celui de sclérème.

En érudit désintéressé M. Gintrac, revendique pour les auteurs des siècles précédents cette priorité si vivement disputée. « Il n'y a pas du reste de science qui, autant que la médecine, ait à enregistrer d'efforts inutiles perdus pour créer des inventions déjà faites (3). »

Ce fut lui qui fit connaître les observations de Diemerbroeck, Zacutus Lusitanus, Curzio et Fantonetti.

A la même époque M. Putégnat, de Lunéville, fit paraître la relation du cas suivant :

(1) Revue médico-chirurgicale, novembre 1847 et Journal de médecine de Bordeaux, septembre 1847.

(2) Revue médico-chirurgicale, 1847, p. 267.

(3) Dezeimeris. Lettres sur l'histoire de la médecine, 1838.

(4) Journal de médecine et chirurgie de Bruxelles, t. V, 1847, et Revue méd. chirurg., t. II, 1847, p. 267.

Obs. XI. — Homme de 65 ans. Bonne constitution, mais habitation humide. Antécédents scrofuleux. Siége principal de l'affection aux mains et aux pieds. Fonctions normales. Toniques. Trois mois après, il succomba dans le marasme.

Au même instant M. Bouchut (1) observait un autre fait qui présentait plusieurs parttcularités intéressantes.

Obs. XII. — Homme de 32 ans. Etant en sueur, il s'expose plusieurs heures au froid. Le lendemain, la gène des mouvements survint, et en quatre jours, la raideur envahit la partie supérieure du corps. La peau est blanche, sans marbrure. Le scrotum et la verge sont atteints. Etat général intact. Après trois mois, légère amélioration.

La même année, Thirial (2) publiait un troisième cas qu'il soumettait à l'appréciation du public éclairé, toujours pour soutenir sa priorité tout en désirant qu'on exhumât du passé ou demandât l'observation de nouveaux faits.

Obs. XIII. — Femme de 43 ans. Bonne santé antérieure, sans accidents diathésiques. Habitation humide. A la suite de l'action du froid et de trouble menstruel, la nuque, le thorax et les avant-bras s'indurèrent. La ligne médiane de la face était saine, ainsi que les bras et les mains.

Le premier il signale l'importance des colorations différentes et admet : 1re variété blanche plus fréquente ; 2e variété brune, plus ancienne avec altération plus profonde de la texture et nutrition et sécheresse. Elle tient soit aux conditions hygiéniques, par exemple exposition au soleil, soit aux professions pénibles. Du reste il n'attache qu'une importance secondaire à ces colorations ; le fond reste toujours identique ; ce ne sont pas deux maladies différentes.

Dans la première édition de leur excellent traité, MM. Rilliet et Barthez (3), avaient parlé sans l'avoir encore rencontrée, de l'indu-

---

(1) Gazette médicale de Paris, septembre 1847.

(2) Union médicale, 1847, p. 613.

(3) Rilliet et Barthez. Traité des maladies des enfants, 1re édit., 1843, t. I, p. 739.

ration de la peau chez les enfants, même après la première dentition et citent un cas que Ravel admet à tort comme sclérodermie. C'est une simple anasarque avec épaississement du tissu cellulaire et induration qui « le rapproche du sclérème des nouveau-nés. » M. Rilliet eut l'occasion de voir à Genève dans la clientèle de Pelissier, un premier cas sur lequel il fit un écrit (1), qui était à peu près terminé quand il en observa à l'hôpital un deuxième à peu près semblable, qu'il publia à la fin de son mémoire. Gillette fait observer que le premier cas établit une sorte de transition entre le sclérème des adultes et celui des nouveau-nés.

Obs. XIV. — Fille de 9 ans. Tout d'un coup, douleurs au creux de l'estomac et fièvre sans vomissements. Bientôt toute la région épigastrique, puis le lendemain tout le corps et même la langue furent envahis par une induration. Il y eut un léger épanchement ascétique, puis pleurétique et péricardique. Bains alcalins. Sudorifiques, diurétiques. Guérison après cinq mois.

Obs. XV. — Femme de 28 ans. Menstruation et conditions hygiéniques excellentes. Il y a neuf mois, douleurs dans l'avant-bras. La peau des bras, des mains, excepté à la paume, s'indura, semblant adhérer aux os; mais ses fonctions sont conservées. Bains tièdes. Salsepareille. L'effet d'un vésicatoire fut régulier.

M. Rilliet fait ressortir les différences de son observation avec les précédentes, quant au début, à la marche et à la nature des complications. Il pense que l'induration siége dans la pannicule graissseux et dans l'enveloppe cutanée. Il partage du reste presque complètement l'opinion de Valleix contre toute l'argumentation de Thirial et ne suppose pas que les diversités dans la coloration puissent en établir des différences dans la maladie.

Dans ce même numéro de la Revue, parut une lettre de Forget qui ne se reconnaît que l'avantage d'avoir attiré l'attention sur cette nouvelle conquête de la science devenue classique. Il apportait une

(1) Revue médico-chirurgicale, février 1848, et Journal de méd., p. 75.

seconde observation, prise par le Dr Pelletier, remontant à 1833, et présentant une nouvelle forme de début et de terminaison.

Obs. XVI. — Femme de 66 ans. Rhumatismes antérieurs et habitation humide L'induration commença au cou-de-pied, puis envahit le coude, les membres. Amaigrissement rapide, quoique l'alimentation fût excellente. La peau s'amincit au point de se fendre. Immobilité forcée. Mort dans le marasme, malgré un traitement énergique, deux ans après le début.

Après quelques pages sur le sclérème des sujets de la seconde enfance, MM. Rilliet et Barthez (1) citent dans la dernière édition de leur ouvrage un fait nouveau que M. Rilliet vit encore avec le Dr Pelissier.

Obs. XVII. — Garçon de 11 ans. Délicat. Bonne hygiène à part une habitation humide. En examinant les amygdales hypertrophiées, on s'aperçoit de la raideur du cou. L'induration s'étend. Couleur rosée ou jaune. Pas de trouble général. Diminuée en trois mois, l'induration cessa en deux ans.

Ravel (2) continuant les recherches bibliographiques commencées par M. Gintrac, fit paraître un long article, auquel j'ai fait de fréquents emprunts, sur la maladie qu'à différentes époques on avait désignées sous le nom de stegnose et à laquelle il reconnaît les caractères du sclérème. Ce fut lui qui fit connaître les cas de Casanova, Strambio, dont Rilliet n'avait qu'en partie parlé, les idées de Lorry et il rappela toutes celles qu'on avait publiées jusqu'alors. Puis relevant les différentes opinions émises sur la nature de la maladie et tout en attendant de nouvelles observations pour la classer, il lui reconnaît une existence propre, essentielle.

Tous ces travaux avaient, après diverses discussions, jeté une certaine lumière sur cette maladie, mais l'impulsion s'arrêta bientôt et ce n'est que six ans après que parut sur le sclérème œdémateux une

(1) Maladies des enfants, t. II, p. 112.

(2) Journal des connaissances médico-chirurgicales, 1848, p. 185.

note de Gillette (1) avec deux observations à l'appui. Lu le 12 juille 1854, ce mémoire fut l'objet d'une discussion à la Société médicale, des hôpitaux, à laquelle prirent part Thirial, Guérard, Seguin, Beau et M. Roger. La première est due à l'obligeance de Natalis Guillot.

Obs. XVIII. — Femme de 42 ans. Bien réglée. Autour d'un vésicatoire, la peau s'indura et gêna les mouvements. En quatre jours, le mal s'étendit au cou, à la poitrine et surtout aux seins. Fonctions générales peu atteintes. La malade sortit sans grande amélioration.

Obs. XIX. Enfant de 8 ans et demi. A la suite de l'impression du froid et assez rapidement; le tronc, les membres et la face s'indurèrent. L'enfant se meut tout d'une pièce. On sent qu'en voulant provoquer certains mouvements, la peau se déchirerait. État général excellent. Les variations dans l'induration semblent coïncider avec celles de la température. Ecthyma. Bains de vapeur, puis de sulfate de fer. Guérison en six mois.

Dans une analyse de 14 cas où on reconnaît son esprit judicieux et éminemment pratique, Gillette se borna à constater quelques faits bien établis. Ses conclusions sur les causes des symptômes et la terminaison sont très-justes. Quant à la nature, après avoir fait le diagnostic différentiel d'avec le sclérème des nouveau-nés, il admet les idées de Thirial, opinion regrettable qui ne faisait pas avancer la question.

Dans la même séance, Beau rapporte un fait incomplet observé à Saint-Antoine sur une fille aménorrhéique.

Etant chargé d'un service temporaire à Bicêtre, M. Oulmont (2) vit un cas très-curieux d'épaississement avec induration de la peau de presque tout le corps, déterminé par des épanchements sanguins sous-cutanés principalement à la face et à la poitrine, et une affection mi-

(1) Archives de médecine, 1854, et Actes de la Société médicale des hôpitaux de Paris, 1854, p. 279.

(2) Revue médico-chirurgicale, décembre 1855.

trale. Il le relate avec beaucoup de détails et discute ses rapports avec la variété blanche de Thirial. Mais je crois avec M. Bazin (1) que c'est plutôt un cas de purpura, ne présentant que des analogies très-éloignées avec la sclérème.

Rilliet et Barthez dans leur première édition, citent un cas analogue de purpura compliqué d'induration, qui se termina par le retour à la santé.

Corradi (2) rapporta une observation qui donna lieu à une intéressante discussion, prise sur une fille de 15 ans, morte de phthisie. La peau adhérait surtout au voisinage des articulations.

L'article de Gintrac (3) est un très-bon résumé, mais ne contient rien de nouveau.

Plusieurs années s'écoulent encore, et rien ne paraît jusqu'à ce que M. Roger (4) publie le 4e cas observé dans la seconde enfance.

Obs. XX. — Enfant de 9 ans et demi, ayant eu deux attaques de chorée et des douleurs rhumatismales. Affection cardiaque. Induration des parties supérieures du corps, quelques plaques sur les cuisses. Figure de cire. Bains de vapeur et massage. Amélioration après six semaines et guérison en trois mois.

M. Roger fait suivre cette observation de quelques considérations très-justes sur la sclérodermie des enfants et fait ressortir les caractère de l'affection de cet âge.

Arning (5) analysa dans un travail basé sur 20 observations, dont 16 françaises, les mémoires déjà parus et y ajouta le fait suivant.

Obs. XXI. — Femme de 35 ans. Refroidissement il y a un an. La maladie survint

(1) Leçons sur les affections cutanées artificielles et les difformités de la peau, p. 334.

(2) Bulletins de la Société des sciences médicales de Bologne, janvier 1857.

(3) Pathologie interne, t. V, 1859, p. 275.

(4) Union médicale, 1860, n° 97.

(5) Etude pour servir à l'histoire du Sclerema adultorum (Beitrage zur Lehre Sclerema adultorum); Wurzburger medinische Zestschrift, t. II, 1861.

alors au côté droit du cou, puis à gauche et en trois mois envahit le haut du corps. Quelques accès d'oppression. Fonctions conservées. La guérison fut assez complète en deux ans pour lui permettre d'être bonne d'enfants.

Aucun des cas précédents n'était encore accompagné de nécropsie complète, et le désir exprimé par Gintrac pour établir positivement la nature du sclérème, se réalisa pour la première fois en Allemagne, sans lever cependant tous les doutes. Fœrster (1) publia en effet une observation curieuse par la forme du début.

Obs. XXII.— Homme de 22 ans. Entré à l'hôpital pour un ulcère de la cuisse entouré d'une induration qui, en s'étendant, se couvrait de nouvelles ulcérations superficielles. Elle occupa tout le corps, excepté la tête, le dos, l'aisselle et le pli du coude. Coloration foncée. Améliorations passagères. Fréquentes hémoptysies. Mort par tuberculose après une année de séjour.

M. Lasègue (2), à l'occasion d'une revue critique sur le sclérème des adultes, admet la priorité de M. Thirial contre les Italiens, quelle que prétention qu'on ait élevé en leur faveur. Puis il apportait une une richesse relative de matériaux en faisant connaître les deux observations précédentes et en y ajoutant les trois faits suivants.

Le premier est de Mac Donnel (3) le 2e de Hugo Feidler (4) et le 3e de Nordt (5).

Obs. XXIII.— Femme de 20 ans. Début il y a un an. La peau de la presque totalité du corps, à part l'abdomen et les cuisses, est roide et celle du visage luisante, comme vernissée. Excepté à la face, la coloration est normale. La pression du doigt

---

(1) De l'anatomie pathologique du sclérème de la peau chez les adultes (*Ibid.*). Analyse in Archives de medecine, décembre 1861.

(2) Archives générales de médecine, 1861, t. II. p. 721.

(3) Cas de sclérème avec induration partielle de la peau. (Dublin Hospitals Gazett. Février 1855.

(4) Atrophie du tissu cellulaire de la peau. (Deutche Klinik, 1855, n° 34.)

(5) Sur le sclérème simple de la peau. (Dissertation inaugurale et Archives für Patholog. Aatnom., t. XXII, 1861.)

ne laisse pas d'empreinte. Santé générale bonne, malgré un peu d'amaigrissement. Médication infructueuse pendant trois mois.

Obs. XXIV. — Fille de 20 ans. Habitation humide. Engourdissement des mains et rhumatisme articulaire à 16 ans. Amaigrissement. Anémie. Peau lisse, tendue, appliquée. Sourire stéréotypé. Bras fléchi, doigts crochus. Fonctions régulières. Pas d'amélioration en quatre mois.

Obs. XXV. — Femme de 36 ans. Dysménorrhéique. Douleurs articulaires. Tension de la peau. Difficulté des mouvements. Traitement inutile par les bains salés et de Wiesbaden. Coloration bigarrée de la peau. Taches vasculaires à la face. La peau, brunie aux cou, mamelles, cuisse et coude et dos est, au contraire, pâle aux mains et aux doigts. Partout elle est racornie. Occlusion imparfaite de la bouche. Ecartement des mâchoires très-difficile. Amaigrissement.

Les conclusions auxquelles mènent ces faits montrent que celles du mémoire de Gillette ne sont pas toutes également justifiées. M. Lasègue appelle particulièrement l'attention sur l'étiologie et sur un certain état cachectique, fréquent surtout chez les enfants, voisin de la scrofule, et se traduisant par des douleurs vagues et des lésions cutanées. Il traite ensuite de l'évolution, des colorations, de l'anatomie pathologique et du pronostic qui serait pour lui plus fâcheux qu'on ne le croit généralement.

Valleix (1) Follin (2) ont donné une description de la maladie, mais qui ne contient rien de nouveau.

M. Bazin (3), à côté de la kéloide, donne une courte description de la sclérodermie et cite en abrégé un cas communiqué par M. Belhomme à la Société médicale d'observation.

Obs. XXVI. — Femme de 18 ans. Tempérament lymphatico-sanguin. Les lésions, dont le début remonte à trois ans, siégent surtout à l'avant-bras droit. Des plaques blanc-de-lait de diverses dimensions siégent aux lombes et aux genoux sans ame-

---

(1) Guide du médecin praticien, t. V, p. 318.

(2) Traité élémentaire de Pathologie, externe, t. II, p. 65.

(3) Leçons sur les affections cutanées artificielles et les difformités de la peau, publiées par Guérard, 1862, p. 355.

ner d'autre douleur que des élancements passagers. Elle eut, à l'hôpital Necker, un zona, puis une variole, qui suivirent leur cours régulier.

Auspitz (1) fit connaître un cas intéressant, surtout par l'autopsie qui l'accompagne.

Obs. XXVII. — Garçon de 25 ans. Fièvre tierce autrefois. La peau s'indure peu à peu. La sensibilité est diminuée au niveau des parties où la tension est maximum. Un an après le début, il mourut d'anémie.

M. Mirault (d'Angers) recueillit, avec d'autant plus de soins et de détails que le sujet le surprit davantage, des notes sur *une affection singulière et non décrite des doigts et des mains*. Il les fit parvenir à M. Verneuil en le priant de vouloir bien examiner un des doigts amputés. Ce dernier en fit le sujet d'un long mémoire lu à la Société de chirurgie en janvier 1863 (2).

Je regrette d'être obligé de ne donner de cet excellent écrit qu'un pâle extrait, qui en affaiblit l'importance.

Obs. XXVIII. — Femme de 38 ans. En 1846, longue attaque de rhumatisme, à laquelle la prédisposent doublement la parenté et une habitation froide et humide. La menstruation tardive (22 ans), ordinairement régulière, a présenté des retards dès le début de la maladie. En 1847, douleurs articulaires à l'annulaire droit, qui remontèrent jusqu'à l'aisselle. Le doigt est plus volumineux, conoïde. Le gonflement cesse brusquement au niveau d'un sillon circulaire dont le fond est une ulcération profonde, très-douloureuse, qu'aucun traitement ne calma. L'état général s'altérant, on eut recours à la désarticulation de ce doigt. Les bords de la plaie s'ulcérèrent et les douleurs continuèrent dans les lambeaux jusqu'à la cicatrisation. Six mois après l'annulaire, le médius voisin fut envahi, et en 1853 on fut encore obligé d'avoir recours au bistouri. La cicatrisation dura deux années. Elle ne datait que d'un an, quand le médius gauche se prit à son tour. Aucun traitement n'y fit et il fallut encore désarticuler. L'année suivante, ce fut le tour de l'annulaire gauche. On fit

(1) Viener medizinische Wochenschrift, 1863. Analyse in Gazette hebdomadaire, 1864, p. 230.

(2) Gazette hebdomad., 1863, p. 113.

des scarifications qui eurent un succès relatif et momentané. En 1859, l'affection repassa à l'indicateur droit et suivit ses phases avec tant d'opiniâtreté qu'il fallut encore amputer en 1862. La cicatrice, faite d'abord par première intention, se rouvrit bientôt; les douleurs revinrent et, six mois après, l'ulcération était encore recouverte d'une couche pseudo-membraneuse. Aux deux avant-bras ont siégé deux ulcérations non simultanées, violacées, saignant facilement, très-douloureuses. Elles ont duré trois ans, avec alternatives d'apparente guérison. En résumé, le 18 octobre 1862, il manquait trois doigts à droite, un à gauche; deux sont sains et trois autres rétractés, douloureux, en partie ankylosés. Le 20 décembre, l'auriculaire et l'index droits commencent à se gonfler.

Les conditions dans lesquelles M. Mirault avait observé sa malade, me firent penser qu'il me serait possible d'avoir la suite de l'observation, Je n'ai pas été déçu dans mes espérances. M. Mirault, avec une complaisance dont je le remercie sincèrement, s'est empressé de me donner les détails suivants.

Au 21 novembre 1872, après avoir perdu de vue la malade, il a pu savoir qu'elle se trouve dans l'état suivant :

Main droite.—Les cicatrices de l'index, du médius et de l'annulaire sont belles et régulières. Le volume du petit doigt, qui présentait autrefois, mais à un plus faible degré, les mêmes lésions (induration, chaleur, douleur, mais pas de rainure à la racine), est normal, mais le doigt est crochu. Les articulations des phalanges sont à peu près immobiles. Les douleurs persistent, mais faibles comparativement. Elles s'étendent le long de l'avant-bras jusqu'au coude et montent aussi quelquefois dans l'épaule.

Main gauche. — Cette main n'a eu d'amputé que le médius, dont la cicatrice s'est toujours bien maintenue. L'annulaire a été atteint de sclérème à un degré assez fort, mais notablement moindre que ceux qui sont amputés. Il n'en a point non plus l'extrême difformité. Plus gros que dans l'état ordinaire, il n'a pas augmenté de plus d'un quart de son volume, mais présente à sa base une large et profonde rainure circulaire, dans laquelle la peau adhère à la gaîne des tendons. L'enveloppe cutanée est lisse, son tissu cellulaire induré. Les articulations des phalanges sont pour ainsi dire ankylosées, fortement fléchies l'une sur l'autre. A ce doigt siègent aussi des douleurs qui se réveillent de temps en temps et troublent le sommeil. Il ne peut nullement servir aux usages de la main. Le pouce du même côté s'est ressenti, mais faiblement, de la maladie en question. La seconde phalange est fléchie sur la première, mais on peut lui imprimer des mouvements étendus, qu'elle ne pourrait exécuter elle-même.

Les douleurs des deux mains augmentant aussitot qu'elles sont découvertes, forcent la malade à garder un bandage. L'état général n'est pas précisément mauvais, mais la malade est pâle, maigre et débile.

M. Verneuil, qui avait accepté la flatteuse mais périlleuse mission de l'examen, fit avec soin l'anatomie pathologique des doigts, et dans des réflexions critiques pleines de lucidité et d'esprit philosophique, il établit la nature de l'affection.

C'est une maladie *totius substantiæ*, diathésique, dépendant de l'arthritis. En effet, chacun des symptômes se rapporte au vice rhumatismal; les altérations articulaires, les antécédents, l'état général cachectique, les ulcérations des doigts et du bras rappellent l'apparence du pemphigus arthritique de M. Bazin. Quant aux ulcérations consécutives aux amputations, on ne peut en accuser l'arthritis, car on sait qu'il est possible d'opérer un sujet atteint d'une diathèse sans que les plaies prennent un caractère spécifique; sinon on ne pourrait guère faire d'opérations sanglantes.

Analysant les lésions locales, les déformations des doigts, le sillon, la forte constriction avec ulcérations, il montre qu'une pareille dégénérescence ne se retrouve que dans la sclérodermie. Il le prouve en la comparant aux cas déjà connus. Déjà on avait signalé l'induration par bandes circulaires, siégeant surtout au niveau des articulations. Notre savant maître rapproche la coloration rouge blafarde des ulcérations de celle des plaques rougeâtres ulcérées.

M. Horteloup fait remarquer en outre la symétrie jusque dans l'envahissement successif des doigts, même après dix ans.

En terminant son article, M. Verneuil établit les indications du traitement local et général, et conseille l'emploi des alcalins qu'on n'a pas encore essayés.

Dans une lettre adressée à M. Janssens et lue à la Société des ciences médicales de Bruxelles le 7 décembre 1863, M. Gambérini (1), professeur à Bologne, après avoir dit quelques mots d'un cas douteux de sclérème guéri par les bains d'acide carbonique et les antiscorbutiques, rapporte une observation complète que M. Janssens accompagna de quelques réflexions.

Obs. XXIX. — Femme de 22 ans. Lymphatique, bien portante, quoique vivant dans de mauvaises conditions hygiéniques. Surprise deux fois par le froid au milieu de ses règles, elle eut trois jours après de la gêne dans les mouvements. Induration ligneuse. Crevasses. Après différents traitements et le retour des règles, la dureté cessa peu à peu et fut guérie en dix mois.

M. Villemin (2) du Val-de-Grace publia un cas simple, qui, s'il n'ajoute aucune particularité nouvelle, mit en relief la physionomie de l'affection et renforça les traits encore incertains de ce type morbide.

Obs. XXX. — Soldat de 21 ans. Forte constitution. La raideur a commencé, il y a un an, à la suite de poussées érysipélateuses. Résistance insolite de la peau, surtout à la face, dont l'apparence est caractéristique. Certaines attitudes augmentent l'induration. Par l'exercice, la face devient vultueuse et plus dure. Saignées, purgatifs, iodure de potassium. Amélioration sensible en deux mois.

Puis, sans attacher grande importance aux mentions obscures des anciens, il étudie l'étiologie, le début de l'affection, ses modifications anatomiques, et en tire quelques déductions sur sa nature et son processus anatomo-pathologique. Il termine en insistant, comme M. Lasègue, sur l'état cachectique antécédent et la possibilité de l'union avec le rhumatisme.

Parmi tous ces auteurs, il est juste d'assigner un rang honorable à la thèse de M. Horteloup (1865), qui est le travail le plus complet que nous possédions encore sur la matière. Il m'a été très-utile dans mes recherches, et j'y ai fait de fréquents emprunts.

(1) Journal de médecine de Bruxelles, 1864.

(2) Gazette hebdomadaire, 1864.

Après un extrait substantiel de tous les cas qu'il a pu recueillir, il ajoute trois nouvelles observations dues à l'obligeance de MM. Panas, Fournier et Maurice Raynaud.

Obs. XXXI (Panas). — Femme de 51 ans. Rhumatisme antérieur et attaques d'hystérie. Etant en sueur, elle se refroidit et la tension de la peau se montra dès le lendemain. L'induration se présente sous forme de bandes fibreuses comparables à du tissu cicatriciel. Les mains sont intactes. Electrisations vigoureuses avec la brosse métallique qui chaque fois rendaient un peu de souplesse à la peau.

L'observation de M. Fournier me semble, si c'est un sclérème, un cas tellement anormal que je préfère ne pas le compter dans mon relevé. C'est plutôt une rareté pathologique, et on peut plus facilement dire ce qu'elle n'est pas qu'établir ce qu'elle est. M. Chassaignac, dans le service de qui se trouvait alors le malade émit le diagnostic de phlegmon chronique, mais on n'y retrouve pas les signes que M. Laugier (1), dans ses remarquables leçons a donnés de cette affection. La lésion est limitée au membre abdominal droit. Elle s'accompagne de douleurs diffuses et tenaces. Toutes les parties du membre semblent adhérer les unes aux autres et lorsqu'on les comprime, elles donnent la sensation d'un bloc de marbre. La pression des doigts ne laisse pas la moindre trace. L'état général est bon. Le traitement, régulièrement suivi par l'iodure de potassium, les douches et les scarifications répétées, fut à peu près infructueux, et la guérison survint après le retour du malade dans son pays.

Obs. XXXII (M. Raynaud). — Homme de 30 ans. Sans antécédents syphilitiques. Il y a sept ans, il a été pris d'une fièvre intermittente tierce, dont il n'est pas encore rétabli. Il ne sait à quand faire remonter son affection. Les mains se sont engourdies, puis durcies. M. Raynaud, qui venait alors de publier sa thèse sur l'asphyxie locale, fut beaucoup plus frappé de la teinte noire asphyxique des mains sous l'influence du froid, mais il constatait cependant l'induration des doigts et du dos de la main. Ces derniers sont fléchis, inextensibles, froids. La face est rigide. Sur les jambes

(1) Bulletin chirurgical, 1839, et Gazette des hôpitaux, 1853.

et les pieds, on trouve des plaques rouges symétriques, ne disparaissant pas par la pression et ulcérées.

Puis M. Horteloup étudie les symptômes en insistant sur la symétrie et la présence des taches, l'étiologie, les deux formes de début, le diagnostic et le traitement. Quant à la nature il émet une opinion qui n'est pas plus étrange que les autres, et que nous apprécierons plus loin.

Cette thèse fut, à la Société médico-chirurgicale (1), l'objet d'une analyse et d'un rapport favorables par M. Charpentier; mais de la discussion à laquelle prirent part MM. Forget et P. de Pietra Santa, il ne sortit aucun fait, ni éclaircissement nouveau.

M. le Dr Plu de Grand-Luce (Sarthe) (2) publia une observation qu'il considère comme un type.

Obs. XXXIII. — Femme de 59 ans. A la suite de fatigues et d'un refroidissement, elle eut un érysipèle de la face, qui s'étendit à la poitrine et au bras gauche. Six semaines après commença l'affection actuelle. Au thorax, aux bras et aux jambes, la peau est dure, tendue, couleur café au lait, mais a conservé toutes ses propriétés, à part la mobilité. Sur les limites de l'induration se trouvent de petits noyaux. Il y eut de l'œdème. La constriction du thorax augmenta. L'affaiblissement fit de rapides progrès, et en trois mois la malade mourut, après l'insuccès général d'un traitement varié.

M. Heusinger de Marbourg (3) (Hesse Cassel) rapporte une observation importante surtout au point de vue de la médication et de son résultat.

Obs. XXXIV. — Femme dont l'affection est déjà ancienne et accompagnée d'un mauvais état général. Ulcérations. La glycérine, le goudron et l'amidon ensuite à l'extérieur, puis quelques purgatifs et le sulfate de quinine associés à l'opium, à l'intérieur, firent complètement disparaître l'induration en un an.

---

(1) Union médicale, 1866.

(2) Gazette des hôpitaux, 1866.

(3) Archiven für pathologische anatome, t. XXII, lib. 3, Analyse in Archives de médecine, 1866.

M. Lebreton (1) fit paraître un nouveau cas observé dans le service de M. Nélaton, puis de Natalis Guillot.

Obs. XXXV. — Homme de 55 ans. Il y a huit mois et demi, raideur au genou et au cou-de-pied avec douleur pendant les mouvements. Il survint seulement ensuite de l'endurcissement qui gagna la poitrine, le dos, les bras et plus tard les mains et respecta la face. Amaigrissement, insomnie, mais intégrité des grandes fonctions. L'œdème par compression qui précède l'endurcissement fuit devant elle. I. sort deux mois après sans avoir été beaucoup amélioré par les bains de vapeur, alcalins et l'électricité.

Après avoir montré les particularités intéressantes de cette observation, l'auteur s'applique surtout, dans l'étude des symptômes, à différencier la sclérodermie du sclérème des nouveau-nés.

Rasmussen (2) de Copenhague, fit paraître un très-long article clinique et théorique. Après avoir indiqué à peu près 40 observations, il cite le premier cas observé en Danemark chez une femme de 46 ans, morte d'une pleurésie hémorrhagique intercurrente, et chez laquelle il aurait pu faire l'anatomie pathologique de la première période et éclairer ainsi les commencements encore obscurs de la maladie. A mon avis, ce cas, très-bien observé, n'est qu'un éléphantiasis à siége insolite, et non pas un sclérème. En effet, il présente presque tous les signes sur lesquels je me fonderai pour établir les différences dans le diagnostic et la nature des deux affections.

Puis, pensant qu'on a trop insisté sur le phénomène le plus marquant pour le malade et le médecin, l'auteur admet deux périodes pouvant se rencontrer néanmoins chez le même sujet.

1° Infiltration (œdème lymphatique de M. Virchow), caractérisée par un envahissement successif ou par poussées, comme dans l'éléphantiasis des Arabes. Cette période, dont la durée est de deux à

(1) Thèses de Paris, 1866. De la sclérodermie.

(2) Hospitals Tidende, 1867, traduit par E. Tillot. In Archives de médecine, 1868, p. 315.

quatre mois, pourrait manquer, ou bien n'étant pas accompagnée de gonflement, elle passerait quelquefois inaperçue.

2° Sclérème pouvant aller jusqu'à la consistance osseuse, caractérisé par l'atrophie de la peau et de son tissu cellulaire (S. cicatrisant de Verminck), atrophie d'emblée ou bien arrivant fait à fait que se produit la prolifération, tandis que, dans l'éléphantiasis, l'abondance excessive de la prolifération cache l'atrophie.

Puis, dans une longue discussion, il essaie d'établir les analogies du sclérème et de l'éléphantiasis et de montrer qu'ils dérivent du même processus.

1° Au point de vue clinique, le sclérème serait une forme bénigne d'éléphantiasis, et il en trouve facilement des preuves dans son observation.

2° Par l'autopsie. Dans les deux cas on trouverait des gaînes adénoïdes; seulement elles persisteraient dans l'éléphantiasis jusque sur les capillaires, au lieu de s'arrêter aux artérioles.

Il déduit ensuite toutes les lésions observées du développement excessif des gaînes adénoïdes dont le rôle encore obscur se rattacherait à la production de la lymphe. Pour lui, si on a si longtemps méconnu l'origine de la formation du tissu conjonctif dans le sclérème, c'est qu'on ne l'a étudié que dans la dernière période, quand les gaînes ont disparu. Tout en reconnaissant qu'il y a des différences secondaires, il propose de ne plus faire du sclérème une maladie à part, mais une variété d'éléphantiasis (El. Sclerosa), que des conditions hygiéniques, sociales et climatériques ont modifiée.

M. Auzilhon fit paraître une note sur un cas qu'il eut occasion d'examiner.

Obs. XXXVI. — Femme de 73 ans, sans antécédents, mais vivant, par suite de revers de fortune, dans de mauvaises conditions hygiéniques. L'affection a commencé il y a deux ans par le sein gauche, a envahi la main du même côté, puis la poitrine et le creux de l'aisselle, en respectant les bras, mais ces derniers ce sont œdématiés par suite de la compression des vaisseaux à la racine du membre. La coloration est naturelle, et la sensibilité légèrement exagérée. Les fonctions générales, d'abord régulières, s'altèrent ; l'amaigrissement fait des progrès rapides en même temps que l'induration gagne les parties symétriques. Insomnie, douleurs et bientôt la cachexie l'enlève malgré un traitement énergique.

M. Auzilhon (1) fait ressortir ensuite les particularités de son observation et insiste sur les caractères qui la différencient de l'éléphantiasis.

M. Rodet (2), rapporte un fait nouveau.

Obs. XXXVII. — Un mois après un accouchement régulier, une femme fut prise de douleurs dans les jointures. La peau devint dure au toucher, gris terne. On croirait sentir une véritable enveloppe de cuir rigide, ne gardant pas l'empreinte du doigt. Bon état général. Après plusieurs traitements inutiles, M. Rodet conseille les vésicatoires, dont il dit avoir retiré de bons résultats.

M. Hillairet (3), à l'occasion d'un cas type qui vient grossir le nombre encore restreint d'observations et qu'il avait traité, dans son service, publia une remarquable leçon sur le *sclérème des adultes*.

Obs. XXXVIII. — Fille, 17 ans, bonne santé habituelle, pas de rhumatismes. A la suite de suppression, par émotion morale, de ses règles ordinairement régulières, il lui survint des taches noires au niveau du poignet droit, puis successivement et symétriquement au cou, aux bras et aux pieds. La peau durcit d'abord à la poitrine, puis au cou, à la face, aux membres, au ventre et aux extrémités inférieures. L'intensité de l'induration varie ; ainsi, les joues, la nuque, les seins, les fesses sont beaucoup plus rigides que les lèvres, les cuisses et l'abdomen. Les taches siégent aux poignets, au pli des bras, au cou, aux genoux. Le reste de la peau a sa coloration normale. Les mains et les pieds sont intacts, les fonctions de la peau régulières. L'état général est bon, à part un peu d'anémie ; angine incidente. Bains de vapeur et massage ; amélioration lente ; il survient une variole discrète, pendant laquelle la peau parut moins dure. Elle sortit de l'hôpital vers la fin du siége, mais les souffrances que les privations de toutes sortes lui firent endurer l'engagèrent

(1) Montpelier médical, 1869, p. 305.

(2) Lyon médical, 1870, p. 32.

(3) Annales de dermatologie et de syphiligraphie, 1872, p. 322. Leçon recueillie par M. Pasturaud, interne des hôpitaux.

à rentrer. Elle avait alors une pleurésie double tuberculeuse, et elle n'eût pas tardé à succomber, lorsque ses parents, pouvant pénétrer dans Paris, l'emmenèrent dans leur pays, où elle mourut bientôt.

M. Hillairet, dans un excellent résumé, donne le tableau complet de nos connaissances sur le sclérème, et fait ressortir en même temps les particularités de son observation.

M. Ball (1), présente à la Société de biologie (10 juin), puis à la société médicale des hôpitaux (11 août 1871), une malade très-intéressante, mais qui, d'une exigence inquiète, avait déjà séjourné dans les services de M. Bouisson (Montpellier), de M. Worms (hôpital Israélite), de M. Guibout, puis de M. Lallier. Ces deux derniers avaient déjà diagnostiqué une sclérodermie et fait mouler ses mains avec le fini et la précision qu'on trouve dans toutes les reproductions de M. Baretta (n°s 203 et 205 du Musée de l'hôpital Saint-Louis). M. Ball en fit le sujet d'une leçon clinique à l'Hôtel-Dieu, et crut à une variété spéciale de sclérodermie et peut-être à une maladie qu'on n'aurait pas encore décrite.

Obs. XXXIX. — Hirsch (Constance), 47 ans, bonne santé habituelle, pas d'antécédents syphilitiques. Elle a toujours constaté que ses mains étaient très-sensibles au froid.

L'affection a commencé en 1860 par une plaque dure à l'annulaire droit; puis les autres doigts, ainsi que les orteils, se sont pris successivement. La peau est atrophiée, rétractée, blanchâtre, insensible. Les altérations diminuent au printemps pour revenir au commencement de l'hiver. Pendant ces crises, les doigts rougissent, deviennent douloureux, avec élancements, et s'ulcèrent rapidement. Ils sont maintenant symétriquement ankylosés, crochus, coniques. Les pouces ont moins souffert, les ongles sont déformés. La figure amaigrie, a un aspect spécial, tiré, sans être indurée, et la poitrine présente des taches blanches. La malade a beaucoup souffert du siége de Paris et a maigri, elle a des palpitations, et aux sommets des tubercules naissants. Le traitement de M. Lallier par les bains sulfureux avaient amené une amélioration notable.

(1) Gazette médicale, 1872, p. 194 et Union médicale 1872, n° 9.

Dans la discussion qui suivit, M. Charcot n'hésita pas, malgré la limitation rare, à en faire un sclérodermie; du reste l'aspect tiré de la face semble indiquer une tendance à la généralisation. Il rattacha ces accidents à une lésion des centres nerveux dans leurs éléments trophiques, et insista sur les caractères nombreux qui les différencient de l'asphyxie symétrique périphérique à marche lente, admise par MM. Dumontpallier et Raynaud, quoiqu'il n'y ait eu que des ulcérations et pas de gangrène. M. Bazin y trouva de l'arthritis. Chalvet partageait l'opinion de M. Charcot et rapporta un fait très-intéressant que M. Laborde vint compléter. C'était celui d'un garçon atteint ainsi que son son frère, d'un cas de *scrophule momie* d'Alibert (1), avec ulcération. Son autopsie, faite avec M. Luys, montra des lésions de la moelle expliquant ces énormes troubles de la nutrition de tous les tissus. M. Moissenet avait attribué à des altérations goutteuses un fait tout à fait semblable.

Le cas précédent engagea M. Dufour (2) à publier une observation prise avec le plus grand soin jusque dans les moindres détails. d'un *sclérème avec atrophie des mains* qu'il suivaitdepuis longtemps.

Obs. XL. — Femme de 39 ans, bonne santé habituelle ; sans avoir éprouvé de refroidissement, elle eut, en 1856, des douleurs dans les chevilles, mais seulement en marchant. En 1857, les orteils furent atteints, et depuis lors, jusqu'en 1866, époque où l'affection reste stationnaire, de grandes variations ont existé dans la quantité des surfaces atteintes. Les cheveux secs, cassants, tombent surtout depuis quelques années. Toute la figure à part les arcades sourcilières, les seins, les épaules, les bras, les jambes, les mains, sont indurés. Aux coudes, se trouvent des croûtes épaisses, qui ont succédé à des ulcérations pemphigoïdes. Les poignets sont fortement fléchis. Il y a sensation continuelle de froid aux extrémités. Sur le dos et la figure, taches rouges, disparaissant par la pression. Autour des ongles, des articulations phalangiennes et de la rotule, se trouvent des bulles, puis des ulcéra-

---

(1) Nosologie naturelle, t. I, 1817, p. 442, avec figure.

(2) Gazette médicale, 1871, p. 175. Séanee de la Société de biologie du 6 octobre 1871.

tions superficielles, tenaces, et ne suppurant que très-peu. Les phalanges sont diminuées de longueur, surtout la dernière qui est réduite aux dimensions d'une lentille. Elles sont encore légèrement mobiles, mais les doigts sont fléchis. Bien des traitements ont été suivis inutilement. Les eaux de Luchon, seules, ont produit de l'amélioration, tout en amenant une nouvelle poussée de bulles.

M. Bazin crut a une *arthritide avec sclérème* quoiqu'il, n'y ait pas eu élimination de tophus. M. Charcot y vit une *sclérodermie avec atrophie des mains*. M. Dufour fait suivre cette note de quelques remarques que lui suggèrent les analogues de ce cas et de celui de M. Ball et qui montrent qu'il existe des cas de *sclérodermie avec atrophie des doigts*.

M. Marrotte (1) présenta à la Société médicale des hôpitaux une malade atteinte de sclérodermie avec accidents rhumatismaux.

Obs. XLI. — Femme, 34 ans, tempérament nerveux, pas d'antécédents. Elle habite un lieu humide et a eu beaucoup à souffrir des deux siéges de Paris. Elle eut, en 1870, des douleurs et du gonflement articulaires qui cessèrent quinze jours après; mais alors, et assez rapidement, la peau atteignit l'état actuel. Aux mains, aux avant-bras, elle est dure, parsemée de lignes blanches qui ont succédé à de légéres ulcérations. Les doigts sont fléchis, à demi ankylosés par la rétraction de la peau. Toute la figure est indurée, immobile. Les mouvements des mâchoires, des paupières et de la langue sont difficiles. Au cou, au thorax et à l'épigastre, la dureté est moindre et les mamelles sont saines. La sensibilité à la chaleur et au toucher est régulière. La malade se plaint d'une sensation continuelle de froid aux mains et à la face. Taches pigmentaires aux mains, aux avant-bras et aux joues. A part la constipation, l'état général est bon. Pendant les six mois de séjour, elle eut une tourniole et une exacerbation momentanée dans les douleurs. — Bains arsenicaux, iodurés, sulfate de quinine et alcoolature d'aconit.

Voyant que l'amélioration, manifeste cependant, ne marchait pas assez vite au gré de ses désirs cette malade, impatiente (elle était autrefois entrée chez M. Guibout) sortit pour aller en pèlerinage ; mais je n'ai pas entendu dire qu'elle ait retiré de l'eau de Lourdes un bénéfice plus certain et plus rapide que de l'emploi des bains médicamenteux

(1) Union médicale, 1872, p. 505.

et le résultat miraculeux que l'imagination crédule court y chercher quelquefois.

Au moment de mettre sous presse, j'ai été assez heureux pour découvrir un autre cas que je m'empresse de publier et qui vient apporter un nouvel appui aux opinions que j'ai émises sur les symptômes, la marche et la nature du sclérème. L'auteur, M. Hallopeau, avec une amabilité pour laquelle je lui témoigne ici de nouveau la reconnaissance que je lui dois, a bien voulu me donner un extrait que je rédige à la hâte, de l'observation qu'il avait lue (1) et du mémoire qu'il doit publier à ce sujet.

Obs. XLII. — Virginie Er..., 36 ans, observée en 1869 dans le service de M. Vulpian, à la Salpêtrière, où elle ne demeura que quatre jours. Malade depuis dix ans.

L'affection a débuté par les extrémités digitales. Il se produisit d'abord des taches érythémateuses saillantes qui persistent longtemps. Quand elles disparaissent, la peau est déprimée et comme rétractée. Rarement ces taches se couvrent de croûtes. Jamais de suppuration appréciable. En même temps se montrent des phénomènes passagers d'asphyxie locale. La malade eut des douleurs dans les membres, puis des roideurs articulaires, et remarqua que ses doigts diminuaient de volume. Cinq ans plus tard, les lésions envahissent la face et y produisent des déformations considérables.

Etat actuel. — Nombreuses cicatrices, quelques-unes saillantes, la plupart déprimées. On trouve aussi quelques taches érythémateuses élevées; l'une d'elles, à l'épaule, est recouverte d'une croûte. Rétrécissement des orifices palpébraux et buccal. Atrophie des lèvres et des narines. Les mouvements de la langue sont gênés et le frein raccourci. Ceux de la mâchoire, des épaules, des coudes, des phalanges difficiles; les poignets ankylosés.

La rétraction des téguments est insuffisante pour expliquer la gêne des mouvements; les altérations articulaires y jouent aussi un rôle. La présence d'arthropathies est prouvée par l'existence de mouvements anormaux dans certaines articulations. Les déformations des doigts sont considérables. Deux phalanges même du petit doigt ont complètement disparu sans qu'il y ait jamais eu issue de fragments.

---

(1) Société de biologie, 6 décembre. Mouvement médical, 14 décembre 1872. (Sclérodermie avec atrophie des os et arthropathies).

M. Hallopeau fait remarquer l'analogie de ces altérations avec celles qu'on observe dans les cas de lésions nerveuses et dans la trophonévrose. Éliminant les lésions périphériques et médullaires, il montre que les phénomènes d'asphyxie locale sont en faveur d'uue maladie du système ganglionnaire. On voit d'ailleurs les troubles vaso-moteurs et trophiques coïncider fréquemment dans les affections du système nerveux et peut-être les deux ordres de phénomènes sont-ils sous la dépendance des altérations du sympathique.

La dénomination de sclérodermie est aussi à son avis un mot tout à fait impropre pour désigner une affection dans laquelle on trouve d'autres lésions que celles de la peau, par exemple, l'atrophie des os.

L'observation suivante déjà parue en partie au point de vue des colorations, dans l'excellente thèse de mon ami, le Dr Fabre sur les Mélanodermies, m'a été communiquée par M. Hervé, interne distingué des hôpitaux. Désirant la compléter avant de la livrer à la publicité, je suis allé retrouver chez elle cette intéressante malade, et j'ai pu constater les bons effets du traitement.

Obs. XLIII. — Catherine Dolezy, journalière, née dans les environs d'Arlon (Luxembourg belge), âgée de 34 ans, est entrée le 25 juin 1872 à l'hôpital Saint-Louis, dans le service du Dr Hillairet, salle Henri IV, n° 31.

Elle fut orpheline, à l'âge de 6 ans, de sa mère emportée par une maladie qu'elle ne connaît pas, et à 8 ans de son père, mort à la suite d'un rhumatisme compliqué problament de méningite. Elle a trois frères et sœurs tous bien portants.

Dans ses antécédents nous ne retrouvons ni scrofules ni accidents nerveux dans son enfance, ni maladie à l'âge adulte. Domestique, sa nourriture était très-convenable ; elle pouvait boire du vin et ne fit jamais d'excès.

A 21 ans, à la suite d'un refroidissement pendant la période menstruelle, elle fut prise d'un érysipèle développé autour d'une plaie, et qui ne dura que quelques jours.

Mariée à 28 ans, et toujours bien réglée depuis l'âge de 18, elle devint bientôt enceinte d'un enfant âgé aujourd'hui de 5 ans et très-bien portant. Il a eu deux convulsions autrefois, survenues à la suite d'une peur.

Elle n'eut pas de masque pendant sa grossesse. Elle demeurait alors dans les environs de Metz.

Soit défaut d'intelligence, soit incurie, elle ne peut donner aucun détail précis sur le début et la marche des phénomènes qui se sont successivement présentés.

Elle prétend que la pigmentation de sa peau débuta par la jambe gauche, autour d'une éruption localisée par de petites tumeurs douloureuses, semblables à des clous, qui la démangeaient fort. Elle n'appliqua que de l'huile d'amandes douces sur cette affection ecthymateuse, qu'elle appelle dartre. Les cicatrices, situées près du bord antérieur du tibia, dont la plus grande est large comme une pièce de deux francs, ont une forme circulaire sans rides ni dépression. On n'en retrouve pas d'autres sur le corps.

Cette pigmentation remonte à quatre mois après le sevrage de son enfant, et deux mois après ses règles revinrent : c'était en 1868. Vers la même époque, elle perdit l'appétit, et on remarqua déjà son amaigrissement et une teinte particulière rosée sur le cou, mêlée de taches de rousseur.

Elle vint habiter Ivry avec son mari vers le milieu de 1870 ; mais le siége les fit bientôt rentrer dans Paris, où elle eut beaucoup à souffrir. Son mari contracta la variole, et elle dut se priver du peu d'aliments auxquels elle avait droit.

Les règles cessèrent pendant treize mois, et depuis, elles apparaissent à leur époque, mais se réduisent à quelques gouttes de sang.

La faiblesse, suite du défaut d'alimentation, fut extrême. Elle eut pendant quinze jours une perte complète de la vue, qui cessa avec l'emploi d'un régime plus substantiel. L'amaigrissement, résultant de sa maladie et des privations qu'elle avait endurées, disparut en grande partie avec le retour d'aliments meilleurs et mieux préparés.

Voici son état au moment de son entrée à l'hôpital :

Dans l'altération de sa peau il y a surtout deux points à considérer : la pigmenation et l'induration.

D'une façon générale, la peau est d'une coloration rose mouchetée sur certains points de taches brunes plus ou moins foncées et étendues, ne disparaissant point par la pression. Le cou, principalement sur ses parties latérales, est vraiment tigré par des macules rousses très-confluentes, sur un fond rose dû autant à la coloration des téguments qu'à la présence de petites saillies qu'on retrouve aussi à la face et au front, et qui n'ont jamais donné lieu à aucun suintement.

L'apparenee de la poitrine est naturelle. L'aréole ne présente pas de pigmentation exagérée. L'abdomen est d'une teinte uniforme, jaune terreux, s'arrêtant brusquement au niveau du pénil par une limite horizontale rectiligne, qui va rejoindre le milieu des arcades crurales. Au-dessous de cette ligne, la peau est d'une blancheur remarquable. Le dos est jaunâtre vers le milieu, et cette teinte se perd peu à peu dans les régions voisines. Aux lombes, on trouve deux espaces allongés verticalement, à bords découpés et dépourvus de pigment.

Les membres abdominaux ont leur coloration ordinaire, sauf à la partie interne des cuisses, aux régions prérotuliennes et à la face dorsale des pieds, qui sont brunis. Aux membres supérieurs, dans le sens de la flexion, la peau offre une teinte brun sale, striée de traînées longitudinales atrophiques et presque blanches. La paume des mains est saine, mais le dos présente aussi des lignes colorées irrégulières.

L'induration, déjà manifeste il y a un an et demi, se remarque au niveau du cou, à la face, qui est couverte de taches rouges, sur les bords du sternum, au niveau des rotules, du pli des bras et surtout aux doigts. Ces derniers sont crochus, à demi ankylosés, roides, parsemés de lignes blanchâtres cicatricielles consécutives à de petites ulcérations qui ont siégé au niveau de presque toutes les articulations. La dernière phalange est raccourcie et terminée en massue. La malade a eu, il y a deux ans, des onyxis à tous les doigts et aux orteils ; les ongles sont tombés à plusieurs reprises, et maintenant ils sont fendillés, épaissis, recroquevillés.

Toutes les lésions ont présenté une symétrie qui a frappé la malade elle-même. La peau enserre les parties qu'elle recouvre, excepté aux doigts. Il en résulte à la face une singulière expression de la physionomie qui vous frappe à première vue. On dirait le visage de bois des mannequins dont se servent les peintres. Les mouvements des mâchoires, des lèvres et des paupières, sont difficiles, mais néanmoins possibles. La langue est intacte, mobile. L'induration, limitée exactement à certains endroits, se fond insensiblement à d'autres, et à ce niveau elle était naguère plus étendue. Ainsi, à la poitrine, qui autrefois présentait sur toute sa surface la dureté du marbre, elle n'occupe plus maintenant que les bords du sternum. La peau est sèche, sans transpiration.

La malade n'a jamais rien éprouvé qui puisse autoriser à songer à la syphilis. Elle n'a jamais eu ni rhumatismes, ni hémoptysies, ni varices. Les poumons sont sains, le cœur bat normalement. L'appétit est bon, les selles régulières. Il n'y a à noter que des migraines fréquentes et un sentiment de débilité extrême. Elle se plaint d'avoir eu depuis deux ans des pellicules à la tête, et ses cheveux lanugineux tombent encore maintenant.

La température de la peau n'est pas modifiée. Sur le corps il n'y a ni analgésie, ni hyperesthésie ; quelquefois cependant elle éprouve des fourmillements, ou une sensation de froid au niveau des parties malades. Elle se plaint aussi de vives démangeaisons à la face, à la partie antérieure du cou, au fondement et à la vulve. Souvent elle cède à l'impérieux besoin de se gratter.

La maigreur frappante que l'on remarque aujourd'hui existe depuis trois ou quatre mois. Néanmoins la malade se serait peu préoccupée des phénomènes que nous venons d'énumérer, et si elle est entrée à l'hôpital c'est parce qu'elle n'a plus de forces et qu'il lui est survenu à l'index droit une affection grave ainsi constituée :

Il y a quinze jours, elle aperçut sur la pulpe de ce doigt une tache noirâtre. Elle y donna un coup d'épingle, et une goutte de sérosité sanguinolente en sortit. Le lendemain, elle lava avec de l'eau de potasse. Son doigt devint bleuâtre, sans rougeur, et il se déclara d'atroces douleurs. Aujourd'hui, deux phalanges sont noires, momifiées, inodores. On dirait le dernier terme d'une gangrène sèche. Cette partie est supportée par une base rouge, indurée, sans étranglement, à laquelle elle adhère encore fortement. L'exploration est très-sensible.

Le traitement consiste en bains de vapeurs, massage, vin de quinquina. Sur le doigt mortifié, on applique des cataplasmes pour hâter l'élimination. L'humidité a augmenté le volume des parties mortes, et leur teinte est devenue moins noire.

29 juillet. Le sphacèle des deux dernières phalanges a suivi sa marche et l'ablation est complète. Les urines ne contiennent ni sucre ni albumine. La température est normale. En neuf jours, elle ne varie que de 36°,9 à 37°,5.

Amélioration notable. La peau a repris sa coloration et une partie de sa souplesse. Les mouvements sont un peu plus faciles. La figure est un peu plus expressive. On remarque sur le cou et la face beaucoup de pellicules blanches ressemblant à une desquamation érysipélateuse.

Les premiers bains de vapeurs n'avaient amené aucune transpiration ; maintenant la perspirabilité est revenue, et en découvrant l'abdomen on y voit, à la suite du bain, perler une abondante sueur.

18 août. Elle sort sur sa demande, après deux mois de séjour. La plaie est près de se fermer complètement.

10 octobre. Etant allé retrouver chez elle la malade, j'ai eu la satisfaction de constater que l'amélioration s'était maintenue. Depuis quelque temps, craignant le froid, elle a cessé les bains de vapeurs.

La peau cependant a repris sa souplesse aux jambes, aux bras, à la poitrine et au cou, mais l'induration persiste sur une partie de la figure, aux avant-bras et aux doigts. Elle éprouve encore au pli du bras de vives démangeaisons, et on y voit les traces des ongles.

La desquamation continue à la tête, plus intense derrière les oreilles. Les mouvements des mâchoires, des paupières et des doigts sont plus faciles, mais ces derniers sont toujours maigres. La plaie de l'index droit est fermée depuis un mois et la cicatrice naturelle un peu amincie.

J'avais d'abord été frappé par une teinte violacée que présentaient les dernières phalanges de plusieurs doigts, irrégulière, et ne les enveloppant pas complètement. Je songeais à un commencement d'asphyxie locale des extrémités, mais cet aspect n'était dû qu'à l'emploi de laine colorée dont elle se sert pour tricoter. A ce niveau, la peau avait repris complètement sa souplesse naturelle, par suite d'un vrai massage professionnel. Les pouces sont beaucoup moins atteints. A la malléole externe gauche on trouve plusieurs ulcérations recouvertes d'une croûte noirâtre. Elles ont commencé par une pustule, d'où sont sorties quelques gouttes de pus sanieux. La malade les compare à celles dont nous avons déjà parlé et qui ont laissé des cicatrice au niveau du tibia. Elle se contente de pansements au cérat.

6 décembre. A cette seconde visite le mieux continue, quoique la malade ne suive actuellement aucun traitement. La face conserve un certain aspect tiré et gêné. La peau du corps, à part au pli des deux bras, est presque normale. Les démangeaisons persistent, mais les mouvements sont plus faciles; le travail manuel est redevenu possible, seulement il est encore gêné par les deux petits doigts qui sont toujours crochus, et que le secours d'une main étrangère ne peut redresser. Le tour des ongles est de nouveau le siége de petites ulcérations. En même temps, sur la main on voit plusieurs poussées de petites pustules d'ecthyma, très-douloureuses. Les doigts sont devenus très-sensibles à la moindre variation atmoephérique, et elle évite ces douleurs en portant des gants de laine.

Les ulcérations des chevilles ne sont pas encore guéries, mais couvertes de croûtes épaisses.

Les forces sont revenues. Elle n'a plus de migraines et les règles sont plus abondantes et régulières.

Cette observation qui montre un type de sclérème et présente beaucoup d'analogie avec celle de Nordt et de M. Dufour, me semble importante à plus d'un titre, en effet, à côté des symptômes classiques qu'elle confirme, nous en retrouvons plusieurs autres rares ou nouveaux, dont l'étude et l'appréciation pourront peut-être éclairer certains points quand nous étudierons la nature de cette affection.

Nous retrouvons dans ses antécédents des migraines et une faiblesse excessive, augmentée par les privation du siége et celles que lui imposa la maladie de son mari. C'est une forme de la cachexie sur laquelle a insisté M. Lasègue, et que nous avons rencontrée dans les derniers cas publiés. Le début très-lent remonte à plusieurs années.

Il y a eu des troubles de menstruation qui, s'ils ont une influence reconnue sur les colorations de la peau, en ont certainement une aussi sur son induration. La langue était intacte, les propriétés de la peau conservées, les extrémités très-sensibles au froid et les grandes fonctions régulières, à part un peu de céphalalgie. Les altérations sont symétriques, se trouvent principalement aux parties sus-diaphragmatiques, à la face, à la nuque, suivant la règle; mais, aux avant-bras, leur siége est exceptionnellement à la partie antérieure et interne. La striation longitudinale a aussi été déjà rencontrée. L'utilité des bains de vapeurs et du massage est manifeste.

Mais j'insisterai spécialement sur la présence de la coloration à la face, la desquamation, les démangeaisons vives, et les éruptions pustuleuses. L'ecthyma a coïncidé avec le début de l'affection, c'est en le soignant que la malade s'est aperçue de la coloration anormale. Ces pustules sont revenues à différentes reprises et ont été suivies d'ulcérations tenaces suppurant peu, très-douloureuses, et siégeant sur les parties atteintes.

Quant à la gangrène, c'est la première fois qu'on la signale. Je crois que ce n'est pas une simple coïncidence, mais qu'elle est au contraire intimement liée à la nature de la maladie, comme je l'établirai plus loin.

Outre ces 43 observations prises avec assez de développements, il en existe encore d'autres relatées dans la science, mais sur lesquelles je n'ai retrouvé que des indications sans détails, soit que l'observation n'ait été qu'ébauchée, soit que je n'aie pu me procurer les ouvrages.

Follin (1) ne dit que quelques mots d'un sclérème qu'il soigna par les scarifications. M. Rasmussen (2) indique cinq observations publiées en Allemagne par MM. Kobner, Bintz, Vernicke, Mosler et Gran-

---

(1) Pathologie externe, t. II.

(2) Archives de méd ecine, 1868.

didier. M. Verneuil rappelle deux observations italiennes de Garelli (1) et un cas avec atrophie des extrémités et chute des ongles et des phalanges (2). M. Houel en observa un nouveau à la clinique (3). M. Lallier chez une femme qui se décolletait. M. Dumontpallier compare le sien à une belle fille de marbre (4). M. Lasègue (5) cite encore celui de Corradi, de Bologne, avec autopsie.

Dans ces derniers temps, M. Fieber a publié un cas qu'il attribue à une trophonévrose, et M. Heller (6) un autre où il aurait trouvé l'hyperplasie conjonctive et des néoplasies lymphatiques multiples.

Mon ami M. Fillatreau m'a dit avoir eu l'occasion de rencontrer, étant médecin aide-major pendant le siége de Paris, un malade présentant un type de sclérème qui l'avait beaucoup intéressé, mais les préoccupations de la guerre et les soins de son ambulance ne lui ont pas laissé le temps de prendre l'observation, et malgré nos tentatives nous n'avons pu retrouver le malade.

SYMPTÔMES.

La richesse relative et les détails des observations que je viens d'énumérer vont me permettre de donner sous une forme synthétique un tableau en quelque sorte vivant de l'affection.

Je considérerai d'abord les symptômes locaux offerts par la peau et ses troubles fonctionnels, puis en second lieu les manifestations générales, en faisant observer que parmi eux les uns sont constants, les autres plus rares, individuels.

Deux caractères se complétant l'un par l'autre font du sclérème

---

(1) Gazetta medica del State Sardi, 1853.

(2) Société médicale des hôpitaux, 18 août 1871.

(3) Gazette des hôpitaux, 28 mars 1867.

(4) Société médicale des hôpitaux, idem.

(5) Archives, loco citato.

(6) Deutchen Archiven für Klinische Medicin, 1872.

une affection spéciale dans le cadre nosologique, ce sont : l'induration et la rétraction avec amincissement.

L'*induration*, phénomène qui frappe tout d'abord l'observateur, ne peut se comparer ni à celle de l'inflammation ni à celle de l'œdème. Elle parcourt du reste tous les degrés depuis l'endurcissement le plus simple jusqu'à celui de la consistance osseuse. M. Rilliet éprouva une vive résistance à faire pénétrer une épingle et Curzio ne réussit que difficilement à faire une saignée à son malade ; la lancette se pliait avant de traverser la peau.

Nous voyons partout signaler l'impossibilité de laisser une empreinte par la pression même la plus forte, et la main éprouver une sensation comparable à celle d'un cadavre congelé, d'un corset de carton, d'une statue de marbre, ou du cancer ligneux de la mamelle (Panas).

Cette induration qu'on peut retrouver sur presque toutes les régions du corps, mais qui chez le même sujet ne s'est jamais étalée sur toute sa surface, en occupe le plus souvent la partie sus-diaphragmatique. Chez les rhumatisants on la retrouve surtout autour des articulations. Elle diminue peu à peu de la tête vers les pieds. Elle n'a jamais occupé le creux axillaire, ni le pli de l'aine, ni la paume de la main, même quand les membres sont atteints.

Les muqueuses n'en sont pas exemptes, et parmi elles on a cité en première ligne la langue, dont les mouvements sont gênés, et la verge, dont « les érections deviennent, sinon impossibles, du moins très-difficiles et très-douloureuses » (Bouchut).

On trouve rarement une limite bien tranchée entre les parties saines et les parties malades. Sur le tronc, la transition se fait insensiblement (Villemin). Aux membres on a noté l'existence d'espèces de bracelets qui limitent exactement la lésion. Souvent une portion d'espace de la peau comprise est laissée intacte : ainsi, après avoir occupé le tronc et les mains elle peut s'arrêter à l'épaule en laissant le bras et l'avant bras libres ou inversement se terminer aux poignets.

Au point de vue de la forme, elle revêt deux aspects qu'on retrouve soit sur des individus différents, soit réunis sur le même, quand l'affection est ancienne (Verneuil).

Tantôt ce sont des plaques disséminées plus ou moins étendues, tantôt des bandes soit longitudinales parallèles à l'axe des membres, soit circulaires comme des bracelets et cela surtout autour des articulations.

Son intensité n'est pas uniforme, elle est en général plus marquée au côté interne et postérieur des membres, à la nuque et aux seins.

La *rétraction* avec amincissement évidente. La peau semble trop étroite, collée sur les os et étreindre les organes situés au-dessous. On se demande si l'amaigrissement est dû à l'état général ou à la compression mécanique des muscles et du tissu cellulaire comme par exemple à la suite de l'usage prolongé d'un bandage appliqué contre une fracture, ou par ruse, ce que font certains conscrits pour échapper par cette infirmité momentanée à l'obligation du service militaire.

La peau qu'on ne peut plus ni pincer ni faire glisser sur les parties sous-jacentes commande la rétraction au lieu d'être entraînée par elle, ce qui survient après la guérison d'un phlegmon ou d'un épanchement. On voit quelquefois des plis convergents vers les plaques indurées qui prouvent le tiraillement du voisinage.

Les vergetures de l'abdomen peuvent même disparaître chez les multipares (Gintrac). Les muscles étouffés sous cette enveloppe inextensible ne dessinent plus leurs contours.

Les mamelles s'atrophient ; le mamelon et l'aréole restés intacts mais étranglés font quelquefois hernie.

La peau et les parties sous-jacentes forment quelquefois une seule masse pouvant offrir la consistance du marbre et à laquelle il est impossible d'imprimer aucun mouvement, par exemple au mollet, sans qu'il soit pour cela nécessaire d'admettre l'existence de l'induration dans les parties profondes. Les malades éprouvent une constriction qu'ils comparent à celle que produirait un masque de caoutchouc.

On ne retrouve plus ces sillons et ces rides qui à l'état normal sont les indices de sa souplesse et en quelque sorte la trace persistante de ses mouvements. Le contact de la peau fournit une sensation identique à celle que cause le contact d'un tissu cicatriciel.

La face impassible, insignifiante, plongée dans une étrange immobilité n'est plus le miroir de l'intelligence. Cette absence de jeu de la physionomie, ce masque intelligent pénible à voir vous frappent au premier abord et la maladie vient pour ainsi dire au-devant de votre diagnostic.

Les oreilles sont dures, appliquées, les arcades des sourcils seules un peu mobiles (Dufour); à part le mouvement des globes oculaires, on croirait voir une tête de bois (Hillairet), une statue de cire (Thirial) ou de marbre (Dumontpallier) et Alibert a comparé sa malade à Niobé convertie en rocher par les dieux de la fable.

Le nez est effilé, les narines rétrécies ; les lèvres amincies sont diminuées de longueur, tendues sur les arcades dentaires qui deviennent visibles, la lèvre supérieure est tirée en haut, le rire est impossible, incomplet ou stéréotypé (Fiedler) et le sourire transformé en grimace, d'autres fois l'ouverture buccale est rétrécie.

Les extrémités des doigts s'altèrent, prennent l'apparence hippocratique, ou s'atrophient jusqu'à n'être pas plus gros qu'une lentille (Dufour).

Les ongles se déforment, se recourbent, les doigts s'effilent, s'amaigrissent, deviennent conoïdes (Verneuil), durs, blancs, inflexibles, crochus. Les pouces souffrent moins en général (Mirault, Dufour).

La peau est *amincie*. Si l'on a noté quelquefois de l'épaississement, c'est par suite d'un œdème de voisinage dû à la compression des petits vaisseaux des parties indurées (Lebredon, Fiedler) car toujours on a pu trouver ailleurs la lésion à l'état de simplicité. Dans un cas de Gillette, un son clair et sec à la percussion et la sensation que donnaient les seins à la pression, firent croire à un emphysème sous-aponévrotique, quoiqu'il n'y eût pas de crépitation, mais une ponction et l'application d'une ventouse n'offrent sortir ni gaz, ni sérosité.

Les pauvres malades présentent dans leur maintien et dans leur apparence extérieure, une certaine ressemblance avec ceux qu'Alibert a décrits et dessinés sous le nom de *scrophule momifiante ou atrophique*.

Les *mouvements* sont considérablement gênés par l'induration et la rétraction, le derme paraît trop court pour se prêter à l'élongation des parties qu'il recouvre et on sent qu'on le briserait en voulant forcer. Suivant M. Hallopeau, la rétraction des téguments n'est pas toujours suffisante pour expliquer la gêne du mouvement. Les arthropathies et les altérations osseuses surtout au doigt y joueraient aussi un certain rôle.

Si dans certaines positions la peau paraît plus mobile elle le doit au relâchement des muscles auxquels on communique des mouvements.

Les paupières si souples à l'état naturel ont perdu le plus souvent leur mobilité, la vision est troublée par des larmes qui forment une sorte de brouillard devant les yeux, et tombent sur les joues (Dufour).

La bouche est rétrécie et s'ouvre avec peine. Une malade de Thirial avait la langue (qui du reste se prend à tous les âges) si dure qu'elle avait peur de la voir se rompre. Les mouvements des mâchoires sont douloureux, la prononciation, surtout de certaines lettres, est embarrassée, la mastication et la déglutition peuvent, quand la langue est atteinte et le frein raccourci (Hallopeau), devenir assez pénibles pour nécessiter l'alimentation artificielle. La raideur du cou peut être assez forte non-seulement pour gêner les mouvements de la tête, mais encore ceux du larynx et augmenter la gêne de la déglutition. Les bras ne peuvent ou s'élever au-delà d'un certain angle, ou s'approcher complètement du corps. La pronation ou la supination sont quelquefois difficiles.

L'élasticité de la poitrine se perd sous cette cuirasse comparable au thorax des coléoptères, il y a une dyspnée mécanique, principalement au moment de la réplétion stomacale. Si l'induration siége autour des articulations, elle peut amener surtout aux phalanges une fausse ankylose. Le corps se meut tout d'une pièce, la marche est troublée quand les membres inférieurs sont atteints, et dans quelques observations, nous avons vu les malades réduits à l'immobilité et à tous les inconvénients que le séjour forcé au lit peut amener.

Les *colorations* varient suivant les malades et aussi parfois sur le même sujet suivant les régions. La couleur, restée normale chez les uns, s'est montrée chez les autres d'un blanc luisant, lisse, rappelant l'aspect des cicatrices. La peau a perdu sa transparence et ne laisse plus apercevoir les lignes veineuses. Chez quelques-uns, elle est grise, jaunâtre par dessiccation de l'épiderme ou d'une apparence sale foncée toujours plus prononcée à la face. Cette coloration s'est montrée quelquefois dès le début de l'affection. (Plu. Hillairet.)

M. Villemin a fait remarquer que la teinte brune s'observait en général chez les individus cachectiques. Cette diversité de couleur n'établit aucune différence dans la maladie (Thirial). On se figurera facilement combien ces colorations ont paru bizarres aux observateurs par les nombreuses comparaisons à l'aide desquelles ils ont cherché à fixer leurs impressions. Pour Thirial, la peau rappelle l'apparence de la pierre, pour M. Bouchut celle du marbre, pour M. Putégnat la vieille basane durcie, pour Arning le parchemin, mais il est surtout curieux de voir Forget la comparer aux têtes desséchées que les voyageurs rapportent des pays méridionaux. Quelquefois aussi on a trouvé des plaques blanc de lait, dépourvues de pigment sur la poitrine (Ball).

Quant aux *taches*, M. Horteloup les a déjà partagées en deux classes. Dans la première, elles se présentent sous formes de plaques assez étendues, violettes ou grises, comme sales, sans changement d'aspect à la pression, siégeant surtout au niveau des os. Elles sont formées à la loupe par une multitude d'élevures papillaires rangées en séries linéaires très-rapprochées, en quelque sorte juxtaposées, recouvertes d'épithélium altéré qui leur donne leur couleur. Ce sont elles qui deviennent le siége des ulcérations superficielles, rebelles, douloureuses, et suppurant peu. La cicatrice consécutive est blanche, lisse et déprimée.

Dans la seconde classe, les taches sont plus petites, plus rouges, disparaissent sous le doigt, et semblent produites par des dilatations vasculaire (Nordt et l'auteur). Elles siégent à la face oü aux mains, et peuvent même envelopper les articulations phalangiennes comme d'un cercle rosé (pièce moulée de M. Lallier). Elles peuvent devenir plus ou moins foncées, suivant la quantité de sang artériel ou veineux qu'elles contiennent.

Sur les parties indurées se montrent quelquefois des pustules douloureuses, et principalement autour des ongles et des petites articulations. Les cheveux sont secs et se cassent facilement.

Pour comble de bizarrerie, la peau a le plus souvent gardé ses fonctions.

La *transpiration*, conservée dans presque tous les cas, fut quelquefois surabondante à la paume de la main (Dufour, Marrotte), ou bien, supprimée au commencement de la maladie, elle se rétablit ensuite (cas de l'auteur).

La sécrétion sébacée est normale.

L'*absorption* est régulière. Ainsi la salivation est survenue à la suite de frictions mercurielles (Alibert).

La *sensibilité* tactile est intacte. Il y a rarement soit picotements ou cuisson, soit élancements (Bazin) ou démangeaisons. Mais les malades sont sensibles aux variations de température, et tourmentés par une sensation de froid périphérique qui les force à porter des gants. C'est une véritable erreur de sensibilité, comme dans le frisson, car il n'y a pas abaissement réel de la température centrale.

En résumé, au point de vue de la peau, cette affection est plus gênante que douloureuse (Verneuil), car la rigidité n'arrive pas jusqu'à la douleur.

Les *phénomènes généraux* sont bien peu troublés, malgré l'importance des fonctions de la peau, et contrastent par leur absence avec une lésion en apparence si profonde. Nous voyons le même fait se passer dans l'ichthyose, qui n'est qu'un trouble physique de la surface cutanée.

La circulation est normale. Il n'y a pas de fièvre. Quelquefois on a noté des palpitations probablement anémiques. Le pouls ne prend aucun caractère particulier. S'il a été signalé comme imperceptible ou difficile à compter (Mac Donnel, Alibert), c'est par suite de la raideur du tégument. La circulation veineuse se fait assez régulièrement: cependant M. Rilliet a observé, peut-être par pure coïncidence, des épanchements séreux passagers, et M. Lebreton un œdème périphérique par compression des vaisseaux de la base du membre.

Les fonctions digestives s'accomplissent bien, en général. Quelquefois, il y a constipation ou bien oppression mécanique après l'ingestion des aliments (Curzio).

Les urines sont normales en quantité et qualité. Jamais on n'y a trouvé ni sucre ni albumine.

Quant à la respiration, il faut noter qu'une des complications les plus fréquentes, c'est la toux.

Le système nerveux fonctionne bien. Thirial, Alibert ont noté de la céphalalgie, Gillette des névralgies, M. Hillairet de la migraine.

Malgré l'induration du ventre, la grossesse peut arriver à son terme (Dufour).

La menstruation seule est troublée ou suspendue le plus souvent.

Cependant, malgré l'intégrité des grandes fonctions, les malade perdent peu à peu leurs forces, s'anémient lentement, s'amaigrissent progressivement et finissent par tomber dans le marasme.

COMPLICATIONS.

Dans quelques cas il est survenu des éruptions : varioloïde (Bazin, Arning), variole (Hillairet), zona (Bazin), acné (Dufour, Marrotte).

Toutes ces affections ont suivi régulièrement leur cours, ce qui n'est pas étonnant, puisque les papilles et l'épiderme sont intacts. Pendant la durée de la variole, la peau sembla même moins dure (Hillairet).

On peut encore citer une angine et des épanchements séreux variés (Rilliet).

Mais ces affections ne sont que des coïncidences. Les suivantes, au contraire, assez fréquentes, me semblent avoir une relation avec la maladie.

Nous voyons : migraines (Hillairet, Alibert, Gillette, Ball) ; névralgies peut-être anémiques (Casanova, Hugo) ; poussées érysipélateuses et à la fin cachexies. Mais ce sont surtout les affections thoraciques qui sont à redouter. La toux qui, pour Thirial, était nerveuse, est très-souvent tuberculeuse. Hillairet et Rilliet ont noté des épanchements thoraciques. On ne peut un instant penser que la toux soit due à une altération analogue de la muqueuse laryngo-bronchique (Gillette). Il faut au contraire attribuer le rôle principal à la compression de la poitrine, à la dyspnée mécanique et à la cachexie. On sait en effet que le défaut d'action d'un organe le prédispose aux néoplasmes, et que si dans le poumon le sommet est le premier atteint, c'est parce qu'il en est la portion la moins active.

VARIÉTÉS.

Les différents cas cités plus haut ayant présenté outre les symptômes fondamentaux quelques caractères particuliers, je crois pouvoir établir les variétés suivantes :

1° *Variété complète.* Totale ou presque totale. Elle est la plus fréquente, c'est elle qui envahit une plus ou moins grande partie de la surface cutanée.

2° *Variétés locales.* Comprenant : la forme périphérique principalement manuelle (Ball, Mirault) ; la forme centrale, qui épargne les pieds et les mains (Hillairet, Thirial, Panas).

Il pourrait se faire, du reste, que par les progrès de l'induration ou par son extension, la deuxième forme se confondît avec la première.

Quant aux variétés brune et blanche, Thirial lui-même avoue qu'elles n'ont pas grande importance ; j'en dirai autant des variétés circulaire et longitudinale, ainsi nommées suivant la disposition qu'offrent les bandes indurées sur la surface des membres.

Mais, à côté de ces cas où nous voyons une maladie *sui generis*, ayant son essence et sa physionomie propre, ses symptômes, son étiologie et une évolution particulière, il en est d'autres où la peau est indurée et qu'on a voulu faire rentrer dans le sclérème. Mais à mon avis ce sont des sclérodermies locales ou symptomatiques qu'un peu d'attention fera reconnaître. La peau, en général, y est hypertrophiée, garde l'empreinte du doigt et sa coloration est mate, uniforme, sans pigmentation.

Parmi les principales, je citerai :

L'induration qui environne les vieux ulcères calleux ou scorbutiques, et les affections cutanées ou osseuses de nature scrofuleuse, quelquefois même après leur cicatrisation. La circulation de la lymphe, en effet, est interrompue par l'ulcération des lymphatiques ou bien par leur compression, suite de la rétraction cicatricielle. Celle qui succède aux érysipèles répétés, aux vieux pityriasis, aux vieux eczémas ou aux extravasations sanguines de toute nature (Oulmont). Celle que la syphilis héréditaire amène par exemple au prépuce chez les jeunes enfants. Celle qui entoure les tubercules de la lèpre (*sclérodermie lèpreuse*, Bazin).

A la suite de pelades anciennes, surtout au cuir chevelu, la peau s'atrophie et la compression des nerfs amène souvent des douleurs.

Alibert avait déjà signalé la sclérémie cellulaire au moment des paroxysmes du rhumatisme goutteux, et M. Charcot a souvent rencontré dans ces cas une certaine induration qui environne les jointures comme si l'altération articulaire avait gagné la peau qui se momifie sur les os.

Hebra a décrit sous le nom de Rinoscléron (1) une affection à marche lente caractérisée par une induration avec tuméfaction plate, à bords nets, douloureuse à la pression seule, tenace et que sa limitation seule au nez et à ses environs immédiats suffirait pour faire reconnaître.

Quant à l'éléphantiasis, à l'œdème algide des nouveau-nés, et à l'aplasie lanimeuse, je m'en occuperai spécialement en faisant le diagnostic.

ÉTIOLOGIE.

L'étiologie est encore loin d'être complètement assise, néanmoins, un certain nombre de conditions en partie déjà signalées par les premières observations se sont trouvées vérifiées depuis. Nous les retrouverons en étudiant les causes predisposantes (âge, sexe) et les causes occasionnelles (froid).

Quant à l'*âge*, nous trouvons, il est vrai, des enfants de 8 ans et un vieillard de 72 ans; mais il est évident que cette maladie est plus commune à l'âge adulte, ce qui justifie le nom que j'ai adopté. Ainsi M. Gintrac fait déjà remarquer qu'elle est plus fréquente de 20 à 50 ans.

Dans le relevé des observations précédentes on trouve :

3 cas de	1 à	10 ans.	Rilliet, Gillette. ROGER (2).
7	10	20	Curzio, Thirial. M' Donnel, Fiedler, Bazin, Hillairet. RILLIET.
10	20	30	Henke, Casanova, Fantonetti, Thirial, Rilliet, Gamberini. FŒRSTER, AUSPITZ, VILLEMIN, RAYNAULT.
9	30	40	Forget, Arning, Nordt, Mirault, Dufour, Marrotte Hallopeau et l'auteur, BOUCHUT.
6	40	50	Alibert, Grisolle, Thirial, Gillette, Ball. STRAMBIO.

(1) Gazette médicale de Vienne, 1870, analyse in. Annales de Dermatologie, 1870.

(2) Les noms en PETITES MAJUSCULES sont ceux des auteurs qui ont observé des cas chez des hommes.

3 cas de 50 à 60	Panas, Plu. LEBRETON.
3 au-dessus de 60	Forget, Auzilhon. PUTÉGNAT.

Dans 2 cas seulement observés chez des femmes, l'âge n'a pas été noté (Heusinger, Rodet).

Si on veut bien remarquer que plusieurs des cas observés de 30 à 40 ans dataient de plusieurs années, et peuvent ainsi venir grossir la catégorie précédente, on verra, ce que le tableau manifestait déjà, que le sclérème, quoique n'épargnant aucun âge, est beaucoup plus fréquent de 20 à 30 ans.

Thirial le croyait exclusif au *sexe* féminin, mais bientôt Bouchut et Putégnat avaient été à même de contredire cette opinion. Il faut néanmoins reconnaître que les femmes y sont plus sujettes. Sur 43 cas je ne trouve que 10 hommes, et encore faut-il noter 2 enfants, Cette différence de nombre tient probablement non pas à celle des conditions hygiéniques mais à la faiblesse ordinaire et à leur tempérament qui est en général nerveux.

Il ne faut pas s'étonner de voir, comme dans les maladies obscures, l'influence du *rhumatisme*, cause un peu banale, mise en avant par les premiers observateurs, être répétée et admise par tous les autres. Il est vrai que dans plusieurs cas les malades ont eu de franches attaques (Mirault, Forget, Pelletier) ; dans le cas de M. Royer, outre le rhumatisme, l'enfant était choréique. Mais bien plus souvent ils nient tout antécédent arthritique. Le début du sclérème étant souvent douloureux, il faut se défier du dire des malades qui appellent rhumatismales toutes les douleurs qu'ils ont éprouvées et qui cependant peuvent être dues à tant de causes si différentes. Il faut encore remarquer que les mêmes conditions hygiéniques qui prédisposent au sclérème exposent aussi au rhumatisme. Ce sont deux effets d'une même cause mais sans influence notable l'un sur l'autre. M. Bazin lui-même qui s'est tant occupé de l'arthritis et de ses manifestations cutanées fait rentrer la sclérodermie dans la diathèse fibro-plastique.

M. Lasègue fait remarquer que, parmi les antécédents, on trouve souvent un état *cachectique* mal défini, se rapprochant de l'état scrofuleux, grave surtout chez les enfants, et se traduisant par des douleurs vagues et des lésions cutanées. Cet état a du reste plusieurs degrés et peut tenir à différentes causes. Chez l'un, il sera nettement scrofuleux (Putégnat), chez l'autre, la conséquence d'un rhumatisme (Verneuil). Tantôt il dépendra d'une maladie organique ou des progrès de l'âge, tantôt enfin, d'une mauvaise hygiène, de l'habitation dans des lieux froids et humides (Forget), ou de la misère (Auzilhon) et de privations comme celles qu'a imposées le siége de Paris (Marrotte). Dans d'autres cas, où la cachexie n'a pas été observée au début, on peut dire, surtout quand les lésions étaient étendues, qu'elle est alors l'effet plutôt que la cause de l'altération.

Ici, de même que dans plusieurs autres affections, quoique le plus grand nombre d'observations ait été recueilli dans les hôpitaux, il ne faut pas croire que le sclérème soit exclusif à la population qui les alimente, ainsi Casanova cite une comtesse et MM. Lallier et Dufour deux autres cas parmi leurs clients favorisés de la fortune. Aussi, il est hors de doute que si les praticiens civils prenaient et publiaient plus souvent des notes, ils viendraient grossir le nombre des observations.

Le sclérème n'est ni héréditaire, ni congénital, ni contagieux, ni professionnel, ni exotique. Les diathèses syphilitique et dartreuse sont étrangères à sa production. Quant à l'influence des affections tristes de l'âme (Lorry), de l'insolation et des lotions astringentes, elle est tout à fait nulle ou au moins bien obscure.

Comme cause occasionnelle l'influence du *froid* est évidente et permettrait à la rigueur de faire du sclérème une manifestation rhumatismale, de même on a donné ce nom à la conjonctivite *a frigore;* mais à mon avis ce sens est beaucoup trop large et trop général, et presque toute la pathologie deviendrait rhumatismale depuis la pneumonie jusqu'aux engelures. Cette action du froid déjà remarquée par les premiers observateurs (Galien, Underwood), s'est manifestée dans les diverses circonstances de la vie. Le sclérème est survenu à la suite, tantôt d'une course à cheval par la pluie (Alibert), ou d'une nuit passée sur l'herbe humide (Henke), tantôt d'un courant d'air froid (Bouchut), et surtout du refroidissement d'une personne en sueur (Panas). Presque tous les malades sont sensibles à l'action du froid. Dans plusieurs cas même l'induration est survenue quelques heures seulement après le refroidissement, et alors la marche de l'affection a été plus rapide (Bouchut). Gillette avait déjà noté que l'intensité de la maladie peut suivre les variations de la température, et MM. Ball, Raynaud sont venus en citer de nouvelles preuves. Dans les renseignements qu'il a bien voulu me communiquer, M. Mirault a soin d'ajouter que les douleurs reviennent quand les mains sont découvertes, ce qu'éprouve aussi la malade de mon observation.

Souvent aussi on a vu le sclérème succéder à des troubles de menstruation (Mirault, troisième cas de Thirial et l'auteur) et plus spécialement à un arrêt (Dufour, Casanova), soit par émotion morale (Hillairet), soit par suite de l'impression du froid (Gamberini).

Dans un cas de Thirial la guérison s'est complétée quand la menstruation s'est rétablie.

Plus rarement cette importante fonction était régulière, ou supprimée (Grisolle), ou absente (Curzio, Rilliet).

Enfin, il faut avouer qu'il est plusieurs cas où l'affection s'est produite sans qu'il soit possible de découvrir aucune cause probable.

DÉBUT ET MARCHE.

Dans quelques cas je n'ai trouvé aucun renseignement sur le début, et je ferai remarquer qu'il faut souvent s'en rapporter aux souvenirs vagues et incertains des malades qui ne savent s'observer ou bien qui le négligent.

Le plus souvent le début se manifeste sous deux formes principales qui influent aussi sur la marche de la maladie.

1° *Début lent.* Tantôt les malades sont pris de raideur insolite dans une certaine partie du corps. D'abord insensible cette gêne suit dans son accroissement les progrès de la lésion cutanée. L'attention est attirée, un sentiment de tension envahit toute la région, et c'est alors qu'en y portant la main le malade s'aperçoit de la dureté anormale de sa peau. Des douleurs vagues que les malades considèrent comme rhumatismales, siégent souvent aussi dans les parties envahies. L'espace de temps qui s'écoule entre la gêne des mouvements et la période d'état de la maladie peut aller de quelques semaines à plusieurs années (Hugo, Dufour). Ce début sourd, cette marche atrophique, chronique d'emblée se rencontrent dans la moitié des cas.

2° *Début rapide.* Tantôt, au contraire, c'est en quelques heures (Henke) ou le lendemain (Bouchut) même du jour où a agi la cause occasionnelle que surviennent la raideur et le changement dans l'état du tégument. Une induration presque subite et atteignant bientôt son maximum d'intensité envahit en quelques jours de grandes étendues du derme (Villemin, Gamberini). Nous trouvons un curieux début dans un cas de Rilliet. Une vive douleur se montra à l'épigastre avec palpitation et fièvre, et en même temps on aperçut dans cette région une plaque dure, rénitente. C'est un véritable début par infiltration, aigu, s'accompagnant même d'une poussée érythémateuse (Strambio), et d'un léger gonflement qui disparaît ensuite (Gillette).

Dans presque tous les cas le sclérème débute par les parties supérieures et principalement par le cou (Gintrac) et la face, puis il s'étend au thorax, gagne les bras pour se terminer aux membres inférieurs en diminuant d'intensité de la tête vers les pieds. D'autres fois c'était par le pli du bras (Grisolle), l'épigastre (Rilliet), autour des reins (Auzilhon), les mains (Ball, Dufour), ou les doigts (Hallopeau). Dans un cas, l'induration occupa d'abord exactement la partie interne du bras qui avait été le siége de douleurs crampoïdes, et dans un autre, elle se développa autour d'un vésicatoire (Gillette).

Cependant Pelletier l'a vu commencer par le cou-de-pied et Lebreton et Fœrster, par les jambes.

Si la coloration de la peau doit s'altérer, elle commence ordinairement au bout de quelques jours seulement. Cependant dans deux cas, ce sont les taches et la coloration qui ont attiré les premières l'attention du malade et précédé l'induration. Cette dernière a commencé par des taches noires épidermiques siégeant au niveau de presque toutes les grandes articulations et présentant la symétrie habituelle à cette affection (Hillairet).

« L'affection, dit Follin, débute en général par un point circonscrit sous forme d'une petite tache blanche plus dure que les parties voisines. D'autres taches se produisent et une surface plus ou moins grande finit par être envahie. » Tantôt elle gagne de proche en proche par continuité de tissu, tantôt par îlots qui s'agrandissent et se réunissent, mais sans suivre aucun trajet fixe, par exemple le long des vaisseaux. Tantôt par les deux modes à la fois en respectant les parties les plus molles (aines, aisselles).

Quant aux différentes colorations, Thirial a admis que la variété blanche, celle où l'enveloppe cutanée a conservé à peu près sa couleur naturelle, représentait le premier degré, et la variété brune une période plus avancée. Mais cette opinion ne s'est pas trouvée confirmée, car chez plusieurs sujets, malades depuis fort longtemps, la peau avait encore sa teinte ordinaire, tandis que dans d'autres, elle était foncée dès le début.

M. Horteloup attribue plutôt à l'âge et à l'état de la santé générale une grande influence sur cette coloration. En effet :

Les malades de Thirial, Curzio, Rilliet et Gillette étaient jeunes et leur tégument avait la teinte normale. Au contraire ceux de Fantonetti, Putégnat, Forget, avaient dépassé 30 ans et leur peau était brunâtre.

L'influence de la santé générale se fait aussi nettement sentir. La cliente de Nordt, âgée de 37 ans, qu'une mauvaise constitution et des rhumatismes plongèrent dans la misère physiologique, avait le cou bruni et « la région mammaire et l'abdomen comme bronzés.» Le malade de Fœrster, en est une nouvelle preuve.

Mais il y a surtout à faire ressortir dans la marche la *symétrie* et les *variations* de l'affection.

M. Horteloup a le premier, avec raison, attiré l'attention sur la *symétrie* qu'on retrouve dans l'induration et même dans la position des taches brunes. Les plaques rouges seules n'ont rien de bien fixe dans leur apparition. « Il n'y a pas un malade dont un membre seul ou même un côté seul du corps ait été atteint. Chez tous, les parties symétriques du corps ont été envahies alternativement ou en même temps. » La symétrie se constate aussi bien à la figure qu'aux membres. Sans vouloir multiplier les preuves, je citerai les cas de Thirial où la partie médiane était seule respectée à la face, de M. Rilliet où les deux bras seuls étaient atteints, de M. Hillairet où les mains sont épargnées, et de M. Mirault où la symétrie se retrouve jusque dans l'envahissement des doigts.

J'insisterai à mon tour sur les *variations* d'intensité; en effet, si quelquefois, après s'être accru jusqu'à ne plus laisser d'hésitation dans le diagnostic, le sclérème reste stationnaire, le plus souvent il subit des oscillations et il peut se faire qu'au bout de plusieurs années, l'induration représente de nouveau la même coloration, la même sécheresse ou adhérence. Lebreton signale les singulières variations par lesquelles passa la peau dans le cas qu'il rapporte. D'abord indurée elle s'infiltra, puis reprit sa souplesse pour revenir ensuite au même état; l'œdème fuyait devant l'induration. « De grandes variations ont existé pendant trois ans dans la quantité des surfaces atteintes » (Dufour). De temps en temps de nouvelles poussées se déclarent assez brusquement (Villemin), l'intensité du processus varie et la marche est saccadée, mêlée de rechutes et d'améliorations partielles.

DURÉE.

L'affection est chronique et sa durée très-variable. Souvent du reste, de même qu'ils nous ont manqué pour fixer exactement le début, les renseignements font défaut pour noter la durée. On observe avec beaucoup de soins l'état actuel, comme pour tous les faits rares, on suit un certain temps, le malade, puis on ne le revoit plus après sa sortie de l'hôpital, alors que sa guérison est rarement complète. Le fait n'a rien de surprenant avec une maladie longue, réclamant des soins réguliers, et difficilement curable. Le malade lassé du peu de résultat des remèdes, impatient d'obtenir une guérison à tout prix, sort et va chercher ailleurs d'autres soins. Tantôt l'induration disparaît en trois mois, ce qui est le plus court délai (Bouchut, Rilliet), tantôt elle est à peine améliorée en deux ans (Grisolle, Arning), ou a amené la mort dans le même temps (Auzilhon). En général on peut dire que la durée est longue, et peut aller même jusqu'à dix ans, sans que la maladie soit beaucoup modifiée (Dufour).

TERMINAISON ET PRONOSTIC.

Sans parler des cas où elle est inconnue, soit par oubli de l'observateur, soit par départ du malade (Panas, Nordt, Bazin), nous voyons la terminaison varier beaucoup.

Tantôt la guérison a été assez complète par suite du traitement ou d'autres circonstances. En trois mois (Bouchut, Fantonetti), en six, (Gillette), après un (Curzio) ou deux ans. Tantôt la maladie est restée stationnaire tout le temps de l'observation, ou n'a présenté que des variations momentanées (Thirial, Forget, Ball, Marrotte, Dufour). Cette forme nous conduit vers la suivante, où la maladie a progressé jusqu'à la mort. Et on ne saurait trop faire remarquer ces cas, d'autant plus que l'insuccès du traitement empêche l'observateur de publier une note et rend la moyenne des guérisons trop favorable. Entre autres les cas de Putégnat, Forget, Plu, Fœrster, Hillairet, se sont terminés par la mort. Elle est en général survenue par tuberculose ou marasme. Ce dernier s'explique facilement par la difficulté de la respiration, par le repos forcé auquel sont condamnés certains malades, par les perturbations fonctionnelles qui en sont la suite et amènent la cachexie du lit.

Il faut du reste tenir un grand compte de l'âge du malade et de la lésion. Ainsi, chez un sujet bien portant, elle pourra guérir, tandis que chez un vieillard ou une personne vivant dans de mauvaises conditions générales, l'étiolement, l'amaigrissement et la mort enfin se succéderont. De même une lésion étendue qui condamne le malade à l'inaction, gêne la déglutition, la respiration et le rend misanthrope, amènera bientôt une terminaison funeste.

En résumé, le pronostic de cette affection est toujours assez sérieux, et si la guérison arrive, elle sera longue à obtenir et deviendra encore plus rare avec l'âge.

ANATOMIE PATHOLOGIQUE.

Il y a bien peu de choses à dire sur ce chapitre que je pourrais presque passer sous silence, car il est à regretter qu'au point de vue scientifique, la terminaison de la maladie ne nous ait pas encore permis de faire un examen complet, ni d'obtenir des connaissances plus positives et plus complètes. Les anciennes autopsies, et depuis, l'emploi du microscope, ne nous ont pas donné tous les renseignements caractéristiques qu'on en attendait. D'un autre côté, il n'est pas toujours facile de se procurer honnêtement un fragment de peau vivante, ne fût-il que d'un centimètre carré.

Je décrirai l'anatomie pathologique d'après les scarifications (Follin), l'autopsie de Auspitz et l'examen de M. Verneuil sur le doigt amputé. Du reste, tous ces cas concordent; il n'y a que quelques légères différences tenant probablement à la période différente où se trouvait alors la maladie.

A *l'œil nu*, la section de la peau est difficile, rappelle la sensation du cuir de semelle, et crie sous le scalpel. La peau, dont la dureté est comparable à du bois, n'est pas plus épaisse, ne se distingue pas à première vue du tissu cellulaire avec lequel elle est fusionnée, et « n'est isolable que par une dissection artificielle. » De même, le tissu sous-cutané aplati adhère fortement aux muscles, aponévroses et tendons, sans interposition des couches lamineuses qui facilitent les glissements.

M. Auspitz croit très-développé le tissu cellulaire compris entre les aréoles du derme, ce qui s'explique difficilement avec l'amincissement de la peau constaté par Follin. La graisse a presque complètement disparu.

Au niveau des doigts, où par son épaisseur comparée au volume de l'appendice, la peau forme une des parties les plus importantes de l'organe, l'inextensibilité des phalanges s'explique par l'induration de la peau, et en outre par la rigidité des ligaments articulaires et l'existence de brides cellulo-fibreuses fortes et courtes étendues d'une surface articulaire à l'autre, établissant une fausse ankylose.

Au *microscope*, on ne trouve pas la structure de la peau changée. Les fibres élastiques sont très-abondantes. L'épiderme est normal ainsi que les papilles. Le corps de Malpighi a le même aspect que celui du nègre. Le pigment se retrouve surtout dans les cellules les plus rapprochées de la base des papilles, et diminue en allant vers la superficie; il pénètre dans le revêtement des conduits sudoripares, dans l'épithélium des glandes sébacées et la tunique radiculaire des poils. Dans les capillaires jusqu'à la partie de l'épaisseur du derme, il est contenu en partie dans les parois vasculaires et en partie dans le tissu conjonctif voisin. Ces derniers sont injectables régulièrement. A part la pigmentation, les glandes sébacées et sudoripares sont intactes.

On n'a pas étudié l'état des nerfs ni celui des muqueuses, qui doit être le même que celui de la peau.

Les capsules surrénales sont saines.

Les muscles et les os doivent présenter quelquefois certaines altérations, puisque dans les observations de MM. Dufour, Hallopeau, Ball, l'atrophie atteignait jusqu'aux os des phalanges.

DIAGNOSTIC.

Facile quand l'affection se présente avec tous ses caractères bien nets et réunis, il demande, au contraire, beaucoup d'attention quand les symptômes sont incomplets ou compliqués de phénomènes anormaux. Aussi faudra-t-il toujours avoir présent à l'esprit comme points de repère les symptômes caractéristiques, l'induration, la rétraction, l'amincissement et les colorations de la peau réunies à la symétrie des lésions et au peu de trouble genéral.

Le *chéloïde* décrit pour la première fois en 1790 par Retz, puis par Alibert, présente un aspect différent. C'est une tumeur dure, saillante, fibro-cartilagineuse, indolente, avec marbrures et irradiations caractéristiques ayant très-peu de tendance à la généralisation, et ne s'ulcérant pas (Hardy) ou rarement (Bazin).

Le moindre renseignement suffira pour reconnaître l'existence des *brûlures*, si la peau présentait des stries comparables aux brides irrégulières des cicatrices.

Les différentes espèces d'*ichthyose* (serpentine, nacrée ou cornée), (Hardy), héréditaires, souvent réunies sur le même sujet, seront faciles à reconnaître à la présence des écailles blanches ou grises qui sont le signe pathognomonique de cette affection.

Le *phlegmon chronique* de Dupuytren, si bien décrit par Laugier, n'a qu'une très-faible analogie avec cette maladie. Il est plus local, s'accompagne de gonflement, d'une ulcération à bords taillés à pic avec suppuration fétide et lambeaux gangréneux.

La présence d'une corde tendue au milieu de la main et de plis transversaux aux doigts, feront facilement reconnaître la *rétraction de l'aponévrose palmaire*.

Quant à la *lèpre ou éléphantiasis des Grecs*, elle n'a qu'une ressemblance bien éloignée. On y trouve au commencement des taches blanches (morphea alba) qui démangent d'abord, puis deviennent brunes et anesthésiques, des plis abondants, des croûtes, et ensuite des tubercules durs insensibles aussi, puis ulcérés. Il y a aussi abattement, tristesse, habitus extérieur hideux et mauvais état général.

La *phlegmatia alba dolens* est une trombose avec engorgement ganglionnaire, cordons durs, développement des veines superficielles survenant en général au membre gauche seul, et chez les femmes en couche ou dans la dernière période des maladies. La partie malade est très-douloureuse et conserve l'empreinte du doigt.

Je ne dirai que quelques mots d'une affection rare, curieuse, qui a été très-bien décrite dans ces derniers temps, d'abord sous le nom *d'aplasie lamineuse progressive* (Lande), puis de *trophonévrose faciale* (Frémy). Cette maladie chronique, mais dont la terminaison n'est pas fatale, est caractérisée par une atrophie du tissu cellulaire sous cutané et même interstitiel, pouvant s'étendre aux tissus profonds, par des taches et un amincissement de la peau, quelquefois avec rétraction sans aucun trouble ni des sens ni des fonctions cutanées ou musculaires. Il n'est pas étonnant qu'elle présente beaucoup des signes du sclérème, puisqu'elle résulte d'une altération nerveuse. Elle n'est pas due, en effet, à une atrophie idiopathique essentielle du tissu lamineux (Lande), mais à une trophonévrose (Gouraud), peut-être du ganglion sphéno-palatin (Frémy). Un seul caractère suffira, du reste, pour la différencier. En effet, elle siége le plus souvent à gauche avec déviation des traits vers la partie malade, reste toujours unilatérale, et atteint même un côté de la langue, du voile du palais et de la luette.

Mais le diagnostic a surtout été contesté dans les trois cas suivants :

1° Le volume énorme des parties, l'aspect de la peau et la présence de plis profonds, la persistance de l'empreinte du doigt à la pression. Le siége plus fréquent à un ou aux deux membres inférieurs et aux parties génitales, l'engorgement des ganglions, la présence d'abcès, de caries, le début par poussées successives, fébriles, douloureuses, répétées sept ou huit fois dans la première année, jusqu'à l'établissement de l'état chronique; tous ces caractères feront reconnaître même un cas indigène d'*éléphantiasis* de la variété verrucosa, diffusa, nodosa, lævis et même sclerosa (Rasmussen).

2° Quant à l'*œdème des nouveau-nés*, les idées de Valleix ont prévalu contre celles de Thirial, Gillette et M. Bouchut.

L'un, en effet, est une maladie d'enfants chétifs à peine nés, et déjà soumis aux pires conditions de l'existence, très-rare après un an (1), presque endémique en hiver dans les hospices d'enfants trouvés, et rapidement mortelle. L'autre se rencontre chez les adultes de toutes conditions, elle est de longue durée, mais guérissable. Dans un cas, l'induration commence par les membres inférieurs, la moindre pression du doigt laisse son empreinte, les sécrétions de la peau sont troublées, la respiration est gênée, ralentie, l'urine albumineuse, le poumon congestionné, la température peut s'abaisser jusqu'à 25° (Roger), et des suffusions internes séreuses ou hémorrhagiques surviennent. C'est l'extinction graduelle d'une vie à son aurore. Dans l'autre, la température est normale, l'induration commence par les parties supérieures, les fonctions de la peau sont conservées, et l'état général a peu près indemne. Ici, la peau n'est ni indurée ni épaissie, le tissu cellulaire seul est infiltré. Là, le tégument est dur comme du cuir et résiste à la coupe, le tissu cellulo-adipeux semble faire corps avec la peau. D'un côté c'est une maladie chronique, de l'autre, une asphyxie, un symptôme.

3° Le diagnostic de la *syncope et de l'asphyxie symétrique des extrémités* qu'on établira facilement quand le sclérème siége largement aux parties supérieures du corps, deviendra au contraire très-épineux quand ce dernier sera localisé dans certaines parties et mélangé pour ainsi dire dans un ensemble pathologique d'atrophie et d'asphyxie. Mais, cependant encore, dans ces cas, on trouvera la sen-

---

(1) Isambert, Gazette hebdomadaire, 18 décembre 1863.

sation du doigt mort plus fréquente, au bout de quelque temps des plaques gangréneuses et dans les intervalles de calme de l'anémie sans déformations. La cyanose aboutit au sphacèle sec et à la chute des parties, et ces difformités qu'on peut trouver sont dues non pas à la rétraction, mais à la présence de cicatrices consécutives à la chute des eschares. Quelquefois, il est vrai, certains troubles de l'asphyxie locale se sont montrés (cyanose, sensation de doigt mort) dans le sclérème, mais alors ce n'étaient que des phénomènes secondaires individuels, accessoires, passagers, et non pas toute la maladie.

NATURE.

Nous touchons à la partie la plus difficile et la plus discutée de notre travail, et, si j'ai été longtemps indécis quant aux lésions à comprendre dans le sclérème, je me trouve encore bien plus embarrassé pour les interpréter, et débrouiller le chaos qui entoure ce fait pathologique. Placé une fois sur le terrain glissant des hypothèses, nous voyons, en effet, une théorie se substituer facilement à une autre. Il faut du reste, reconnaître que les quelques autopsies, désirées par les premiers auteurs, ont fait bien peu avancer la question, et n'ont pas permis d'asseoir un jugement définitif.

Je mentionnerai seulement, sans m'attacher à les réfuter, les idées qui ne sont plus de notre temps.

Galien y voyait une *obstruction cutanée* qui, pour Van Riel, était produite par des *tumeurs bouchant le passage aux esprits*. Lefebure de Villebrun croyait au *sclérème des fibres*.

La première observation de Thirial avait donné lieu à bien des discussions qu'il reproduit dans son mémoire. Il n'avait pas d'abord été très-éloigné d'y voir une sorte de *passio roborosa*, comme les anciens vétérinaires en avaient signalé chez les bêtes de somme, et qui rendait leur corps dur comme du chêne. Il crut ensuite à l'identité de l'affection avec le sclérème des nouveau-nés, opinion sur laquelle il était en partie revenu dans son second mémoire, en admettant « une induration *sui generis* due à une déviation des propriétés organiques manifeste dans ses effets, inconnue dans son essence. » Nous avons démontré la désunion des deux maladies en faisant leur diagnostic différentiel.

Gillette, qui partagea en partie cette opinion, reconnaissait cependant qu'il y avait certains points de divergence avec l'affection des nouveau-nés.

Voulant être complet, quoique n'ayant que trois observations, mais prenant, d'autre part, « sans vouloir réveiller la chatouilleuse question de l'inflammation, » pour base les travaux de Vogel, Gerdy et Delpech, sur le rétrécissement du tissu cicatriciel, Forget admettait que la rétraction était produite par l'inflammation chronique du chorion. Grisolle, peu de temps auparavant, avait déjà dit « que les mailles du derme avaient probablement été comblées par un léger travail phlegmasique. » L'inflammation, chronique surtout, resserre les tissus, les condense, les indure et les rétracte, ce que personne ne conteste. Forget reconnaissait, du reste, que les résultats de l'inflammation peuvent ne pas être tous inflammatoires, et que souvent les phlegmasies chroniques sont avantageusement traitées par d'autres remèdes que les antiphlogistiques. Cette opinion peut être en partie admise, mais nous verrons plus loin que ce serait non plus une inflammation franche, ni une subinflammation chronique rhumatismale, mais une forme spéciale trophique. En effet, une phlegmasie, même chronique, envahissant une aussi grande étendue de peau, ne le ferait pas sans amener de perturbation générale, comme on le voit pour le plus léger érysipèle.

M. Rilliet supposait que la lésion consistait « dans une induration du derme et du pannicule graisseux, cette dernière résultant soit de la coagulation de la graisse qui se figeait comme dans l'induration du tissu adipeux des nouveau-nés, soit de la congestion du tissu avec épaississement des cloisons qui séparent les lobules. » Mais alors comment expliquer l'induration si fréquente des parties dépourvues de pannicule graisseux, par exemple les paupières et les lèvres?

M. Gintrac, sans établir ce que la maladie était, y trouve cependant « une modification spéciale du derme qui n'est ni une inflammation, ni une altération profonde de la texture cutanée. »

Fiedler expliquait son cas par le titre seul : «atrophie du tissu cellulaire et de la peau. »

Pour Foerster, l'altération consistait dans un épaississement du chorion, qui est induré à la suite d'un développement excessif de son tissu cellulaire, et Auspitz admet aussi une hypertrophie conjonctive considérable amenant l'induration, et une stase vasculaire dont dépend la coloration brunâtre ; mais, ces idées n'expliquent ni la raideur, ni la rétraction de la peau.

D'autres y ont vu un œdème spécial avec coagulation de la lymphe plastique dans les mailles du derme; ou un éléphantiasis comparable à celui qui suit les vieux pityriasis; ou une exsudation rhumatismale dans le pannicule graisseux qui le contracte (Fuschs).

Quant à l'arthritis au sujet duquel M. Bazin, dont je suis loin de contester le talent persuasif, la valeur clinique, s'est perdu dans des considérations ultra-spéculatrices, il a été admis par M. Verneuil. Cependant, M. Bazin lui-même fait de la sclérodermie une infiltration fibro-plastique de la peau, qu'il range à côté de la chéloïde dans la diathèse fibro-plastique. Il a, du reste, fait rentrer dans les arthritides, en outre du rhumatisme articulaire aigu et du rhumatisme noueux, la goutte, ce qui est déjà sujet à contestation, mais encore un coryza, une bronchite, un zona, etc. Non, toutes les pneumonies par exemple des rhumatisants ne sont pas arthritiques. Il n'y a pas autant de pneumonies qu'il y a d'états généraux morbides. Et même toutes les affections articulaires ne sont pas arthritiques; par exemple, arthropathies des paraplégiques (Charcot), des syphilitiques, arthrocace sénile. MM. Hardy, Hillairet, Lallier, insistent tous les jours, dans leurs conférences à l'hôpital Saint-Louis, sur les contradictions cliniques que donnent à cette théorie, très-belle dans les livres, les affections cutanées qui lui semblent les plus favorables, par exemple l'eczéma, dit arthritique. Les mêmes conditions, qui amènent le rhumatisme, prédisposent aussi au sclérème. Ce sont deux effets différents de la même cause. Presque tous nos malades habitaient des lieux humides ou avaient été saisis par le froid étant en sueur. L'insuccès des alcalins en est une nouvelle preuve. Nous verrons, du reste, que bien des raisons sur lesquelles M. Verneuil s'était appuyé pour démontrer l'arthritis, se trouvent expliquées en même temps par les troubles trophiques.

Nous avons vu que M. Rasmussen, se fondant sur un cas que je crois être un éléphantiasis à siége exceptionnel, voulait faire du sclérème un *éléphantiasis sclerosa*, mais je suis loin de croire que, malgré les différences qu'amènent le climat et l'hygiène, l'analogie puisse aller jusque-là. En effet, après avoir déjà fait le diagnostic clinique, voyons les différences théoriques. L'éléphantiasis est une véritable lymphite à répétition, avec engorgement ganglionnaire. A la coupe, on trouve le derme épaissi, lardacé, et il s'écoule un liquide gélatineux coagulable, dont la composition a été très-bien établie par M. Vulpian (1). L'épiderme y est épaissi, le tissu connectif et les papilles très-développés, les muscles atrophiés et graisseux. M. Rasmussen avoue, du reste, qu'il y a quelques différences auxquelles il néglige d'attacher de l'importance. Dans le sclérème, on remarque l'absence de plis et d'engorgement ganglionnaire, auxquels il faut ajouter la diminution de volume des parties, l'intégrité des signes des appareils circulatoire et lymphatique, l'absence d'hy-

(1) Note sur l'anatomie pathologique de l'éléphantiasis des Arabes. (Mémoires de la Société de biologie, 1856, t. III, p. 309.

dropisie lymphatique et de poussées aussi fréquentes et intenses. La douleur a un mécanisme différent dans les deux cas. Ici, les nerfs sont comprimés par l'hypertrophie; là, par la rétraction. M. Rasmussen cherche l'élément pricipal de l'éléphantiasis, dans la présence des cellules lymphoïdes et des gaînes adventices autour des capillaires eux-mêmes : M. Virchow le trouve, au contraire, dans la formation du tissu connectif. Ce dernier, du reste, a des idées très-larges sur l'éléphantiasis. Il y comprend aussi l'œdème algide des nouveau-nés, l'induration voisine des vieux ulcères et jusqu'à la cirrhose du foie et du poumon; le siége seul serait différent.

Je ne puis voir dans le sclérème une conséquence de la compression causée par les fibres élastiques plus abondantes. En effet, cette opinion, mise en avant par M. Lande pour expliquer l'aplasie lamineuse, a bientôt été réfutée au moyen de nombreux arguments qu'il est inutile de reproduire, par tous les pathologistes (1) qui se sont occupés de la question. Cette nouvelle entité morbide n'a pas du reste encore été émise quant au sclérème.

M. Horteloup émit une nouvelle théorie fondée sur les propriétés anatomiques et physiologiques de la peau. On retrouve les germes de cette opinion dans Vegèce (2) ; dans Barthez (3), et à la suite de la première observation de Thirial : « contracture spasmodique de

---

(1) Samuel Romberg.

Foville, Société de médecine de Paris, 15 août 1872.

Gouraud. Union médicale, 1872, n° 34.

Frémy. Étude critique de la trophonévrose faciale, 1872, page 125.

(2) De re veterinaria lib. III, cap. 24, il dit que la *passio roborosa* est causée « par une affection spasmodique que détermine le froid en offensant les parties nerveuses. »

(3) « L'irritation des nerfs excitait dans les muscles une violente contraction tonique dont la persistance augmentait la cohésion de leur tissu jusqu'à produire leur endurcissement. » Barthez, Science de l'homme, 2e édition, 1806, tome I, page 145.

nature hystérique. » Gamberini avait aussi d'abord songé à faire jouer un rôle aux fibres-cellules dans la rétraction de la peau; puis, il y avait renoncé.

On sait en effet, qu'en outre des fibres lamineuses et élastiques, il existe dans la charpente du derme des fibres-cellules ou musculaires lisses, non-seulement autour des capillaires, mais aussi autour des glandes sudoripares des bulbes pileux et aussi dans la trame propre. Les remarquables travaux de MM. Schiff, Cl. Bernard et Marey, ont prouvé de la façon la plus nette leur contraction sous l'influence du grand sympathique et M. Raynaud s'en est servi en pathologie pour expliquer la syncope, l'asphyxie locale, et la gangrène des extrémités. Etendant de cette opinion devenue classique, M. Horteloup explique la sclérodermie par un mécanisme analogue. «Si les fibres, musculaires des canaux vasculaires en se contractant, diminuent assez leur volume pour empêcher la circulation du sang, nous pouvons admettre que dans le derme ces fibres de même nature peuvent se contracter pour produire une véritable rétraction.» De plus, «lorsque la contracture du derme a duré un certain temps, il se produit entre les fibres condensées un travail agglutinatif qui l'empêche de revenir à son état primitif. »

Cette opinion a été reproduite sans appréciation par les auteurs qui depuis ont traité du sclérème (Valleix (1), M. Hillairet (2), néanmoins il m'est difficile de l'admettre.

En effet, l'ordre d'abondance de ces fibres (3), (bourse, membres, tronc, face), bien en proportion avec l'ordre de siège de la chair de poule (4), (*cutis anserina*) diffère complètement de celui du sclérème

---

(1) Guide du médecin praticien, 5e édition, t. V, p. 662.

(2) Loco citato.

(3) Neumann, Mouvement médical, 1870.

(4) « Chair de poule siégeant plus particulièrement sur les membres où les muscles lisses sont très-développés, mais jamais sur les pieds, les mains et la face, où ils font défaut. » Sappey, Anatomie descriptive, 3e volume, p. 533.

qui a atteint le plus souvent la face et les mains et une seule fois les parties génitales. L'expression de la figure, ses émotions, sa coloration, le facies hippocratique, s'expliquent par les modifications vaso-motrices des vaisseaux et celles des muscles peauciers et non par la contracture des fibres cellules de la peau, comme le dit M. Horteloup. Il va jusqu'à attribuer un certain rôle à cette contraction dans la rigidité cadavérique qu'il rapproche de la sclérodermie.

Les maladies qui prédisposent au développement du sclérème ne favorisent pas, comme il le dit, la formation rapide de la rigidité cadavérique « qui est plus prompte et plus grande après la mort subite qu'après les maladies longues qui ont épuisé le sujet » (1). Puis voulant expliquer comment la rigidité si précoce dans ces cas disparaît rapidement tandis que le sclérème est si tenace, il est forcé de penser que « la force quelconque produisant le phénomène disparaît avec la mort, tandis que chez l'homme vivant elle peut forcer la peau à rester dans une contraction spasmodique. » Selon lui ce rôle du tégument est certain « car en examinant un cadavre en pleine roideur, on voit la peau appliquée et collée sur toutes les saillies osseuses qui deviennent très-apparentes. Il n'est pas possible de la faire glisser; mais si, fléchissant fortement l'articulation on fait disparaître la roideur cadavérique la peau devient souple, les plis qui existaient pendant la vie reparaissent autour des surfaces articulaires. » Je ne saurais admettre cette cause de rigidité. On sait en effet, que cette dernière est due à une coagulation en masse de la musculine ou syntonine « substance à demi solide se durcissant spontanément et même susceptible d'une certaine rétraction » (2) augmentée du figement de la graisse. C'est un phénomène physique et non pas vital. Cette dernière contraction physiologique, dont la durée l'embarrasse, ne peut per-

(1) Béclard. Traité élémentaire de Physiologie humaine, 1866, page 636.

(2) Dictionnaire de Littré et Robin, 12e édition.

sister aussi longtemps. On connaît, il est vrai, certains actes qui continuent quelques minutes après la vie, puisque toutes les parties de l'organisme ne meurent pas ensemble. Ainsi la contraction électrique persiste, mais tant que dure la propriété d'ordre physiologique le plus simple, tant que sont conservées les propriétés d'ordre physique et chimique (endosmose et exosmose) des éléments, mais le refroidissement les fait cesser sans retour. De plus la rigidité se montre dans les muscles paralysés et même coupés en deux et ne dépend en aucune manière de l'action nerveuse. Vaincue une première fois, si elle est incomplète, elle reparaît s'il reste encore une certaine quantité de musculine coagulable.

Nous avons vu que la transpiration et la sécrétion sébacée sont normales, ce qui s'expliquerait difficilement si les muscles lisses qui environnent les glandes cutanées étaient contracturés, et ces glandes comprimées.

Après avoir discuté cette théorie séduisante, fondée sur des propriétés physiologiques incontestables et une apparente analogie pathologique, j'admettrai néanmoins l'influence du système nerveux, mais par un mécanisme différent. Cette idée de rapporter le sclérème à une lésion des nerfs dans leurs centres trophiques a déjà été soutenue par M. Charcot à la Société de Biologie.

Alibert, après avoir dit que la sclérémie « tient à une faiblesse radicale et primitive du tissu cellulaire à laquelle prédispose la scrofule, » admettait déjà « un trouble de la fonction d'assimilation, une *trophopathie.* » M. Gamberini n'en était pas éloigné en croyant à une altération qualitative et quantitative de la circulation périphérique d'où résultait une nutrition insuffisante de la peau qui finit par se durcir et s'atrophier. M. Ball en fait un trouble trophique, Fieber une trophonévrose. Ayant rencontré chez sa malade des troubles vaso-moteurs et trophiques, M. Hallopeau pense que ces deux ordres de phénomènes souvent réunis dans les affections nerveuses sont sous la dépendance d'altérations du système ganglionnaire.

Nous allons voir que le sclérème présente des degrés de parenté et même des points de contact avec les troubles trophiques décrits par M. Charcot, troubles dans lesquels on pourrait même faire rentrer l'asphyxie symétrique et la gangrène locale de M. Raynaud.

Les influences nerveuses qu'on avait si souvent invoquées autrefois dans toutes les questions médicales sans se les expliquer, apparaissent maintenant plus détaillées, plus multiples et plus puissantes qu'on n'aurait jamais pu les concevoir autrefois, et dominent toute la pathologie. Les troubles trophiques en particulier ont donné la clef de bien des lésions qu'on ne pouvait expliquer autrefois et ouvert de nouveaux horizons à la médecine en dissipant une partie des obscurités inhérentes à la pathogénie des affections nerveuses.

L'existence des nerfs de nutrition a été mise en évidence par les travaux de MM. Romberg (1), Samuel (2), Bœrensprung (3), Mongeot (4), Proust (5), Couyba (6), Brown-Séquard (7) et surtout M. Charcot (8), qui a su dégager tant de maladies du système ner-

---

(1) Klinische Wahrnehmungen und Biobachtungen gesammelt von Henoch. Berlin 1851.

(2) Die trophischen Nerven, Leipzig, Analyse in Journal de physiologie de Brown-Séquard, 1860.

(3) Ann. Krank., Berlin, 1860.

(4) Thèse de Paris, 1867. Recherches sur quelques troubles de nutrition consécutifs aux affections des nerfs. Analyse in Journal d'anatomie et physiologie de Robin 1851.

(5) Archives de médecine, 1869.

(6) Thèse de Paris, 1871. Troubles trophiques consécutifs aux lésions de la moelle épinière.

(7) Influence du système nerveux sur la nutrition. Journal de physiologie 1859, p. 112., et Leçons sur les nerfs vaso-moteurs (2e leçon, 1872).

(8) Influence du système nerveux sur la production de certaines affections cutanées, même journal et Leçons faites à la Salpêtrière, recueillies par M. Bourneville, in Mouvement médical, 1871.

veux et locomoteur de l'obscurité profonde où elles étaient encore plongées.

On les avait longtemps méconnus parce qu'ils ne peuvent être que difficilement soumis à l'expérience, car ils suivent le même trajet que les nerfs cérébro-spinaux, et aussi parce qu'il est difficile de faire naître la névrite artificielle. Il faut en effet produire une section incomplète ou un tiraillement nerveux, car pour ces nerfs, « il faut distinguer l'absence d'action de l'action morbifique. » (Brown-Séquard.)

Ces nerfs agissent directement en modifiant la quantité et la qualité de la nutrition à laquelle l'arrivée du sang attiré (1) par les tissus est essentiellement subordonnée. Ils régularisent et perfectionnent la nutrition, propriété fondamentale inhérente à tous les éléments organiques, mais qui perd un peu de son autonomie dans les organismes supérieurs et à laquelle concourent aussi les vaisseaux et leurs vaso-moteurs.

« Si les nerfs trophiques n'existaient pas il faudrait les inventer pour expliquer l'inflammation » (2).

Les troubles consécutifs dus, non pas à la suspension ou suppression d'action, mais aux lésions irritatives et inflammatoires de ces nerfs et de leurs centres encore inconnus, mais situés probablement dans la substance grise centrale de la moelle, ces troubles, dis-je, ne peuvent s'interpréter par la théorie vasomotrice soit simple, car on ne retrouve pas d'élévation de température comme dans l'hyperémie suite de paralysie vasculaire, et l'ischémie est bientôt suivie d'hyperémie, soit aidée des nerfs dilatateurs de MM. Schiff et Cl. Bernard (3), car les fibres musculaires artérielles sont circulaires et ne peuvent dilater les vaisseaux.

---

(1) Draper, 1855. Charcot. Brown-Séquard.

(2) Duchenne (de Boulogne), De la paralysie musculaire myosclérorosique, Paris, 1868.

(3) Leçons sur les propriétés des tissus vivants, p. 10.

Je mentionnerai cependant l'explication suivante fondée sur les résultats de la réunion du pneumogastrique et grand hypoglosse, et celle du lingual et grand hypoglosse (Vulpian et Philipeau) (1) montrant que « les excitations produites sur un point quelconque d'un filet nerveux soit sensitif soit moteur se propagent aussitôt, et en même temps dans le sens centripète et centrifuge, » c'est-à-dire que les nerfs ne sont que des conducteurs indifférents. M. Mayet (2) admet que les « nerfs moteurs et sensitifs sont aussi nutritifs et que l'irritation des filets sensitifs met les extrémités papillaires dans un état physiologique tel qu'il se produit des modifications de nutrition. » On sait du reste maintenant que certains nerfs cutanés vont se terminer par des filaments et des réseaux jusque dans l'épiderme (3).

M. Charcot (4) a émis une théorie analogue qui permet de se passer de ces nerfs que personne n'a jamais vus. « Les irritations pathologiques développées sur un nerf sensitif ou moteur à son origine, ou sur un point de son trajet retentissent dans le sens centrifuge jusqu'à l'extrémité terminale du filet nerveux », et « ainsi un certain nombre des troubles trophiques consécutifs aux lésions du système nerveux trouveront peut-être leur explication, sans qu'il soit nécessaire d'avoir recours à la théorie des nerfs trophiques ».

M. Hallopeau admet que les troubles vaso-moteurs et trophiques sont peut-être sous la dépendance d'altérations du système ganglionnaire et que les nerfs trophiques se confondent avec les vaso-moteurs et le grand sympathique.

Ces troubles du changement moléculaire qui constitue le phénomène intime de la nutrition s'adressent à tous les tissus (viscères,

---

(1) Leçons sur la physiologie du système nerveux, 1866, p. 276 et 282.

(2) Gazette médicale de Lyon, 1868.

(3) Langerhaus, Gazette hebdomadaire, 1869, p. 111; et Ranvier, Dictionnaire de Jaccoud, Epithélium, p. 682.

(4) Société de biologie, séance du 4 novembre 1872.

os, muscles), mais je n'insisterai que sur ceux de la peau, car les autres sont plus rares dans le sclérème.

L'inflammation, premier degré morbide de ce processus nutritif est produite directement par une stimulation de ces nerfs continue, tandis que la paralysie des vaso-moteurs dans la célèbre expérience de Cl. Bernard (section du sympathique au cou), ne peut déterminer qu'une hyperémie simple, qu'une prédisposition locale, rendant les tissus plus accessibles aux causes d'irritation (Vulpian, Schiff, Valentin).

Cette inflammation particulière, qui peut avoir une durée et une intensité variables, amène diverses modifications qu'on ne pourra pas dire banales, car elles sont en rapport avec les exacerbations des maladies et siégent sur le trajet des nerfs douloureux.

Ce sont :

Erythéme avec état luisant (1) (*glossy-skin*) de la peau qui est lisse, sèche, violacée, pâle, anémique, assez semblable aux engelures (érythème pernion) ou à certains urticaires.

Eruptions vésiculeuses, pustuleuses (*Zona*, *ecthyma*), bulleuses même. (*Pemphygus*) laissant à leur suite des cicatrices indélébiles.

Ulcérations difficiles à guérir (2), siégeant surtout soit autour des articulations (Mitchel), soit autour des ongles qui dès lors se déforment, se recourbent et deviennent rugueux (Fischer) (3).

Desquamation épidermique. Pigmentation jaune ou brune souvent comme dans la maladie d'Addison.

Le tissu cellulaire s'atrophie (aplasie lamineuse (4), trophoné-

---

(1) Mitchell, Morehouse and Keen. Gunshot wounds and other injuries of nerves (Philadelphia, 1864.) Analyse in Archives de médecine, février 1865.

(2) Medical Times. Surgical pathology, de J. Pajet. Vol. I. p. 43. In Journal de Brown-Séquard. 1859, p. 113.

(3) Centralblatt für dic. Medic. Mai 1871.

(4) Lande, Thèse de Paris, 1869. Essai sur l'aplasie lamineuse. Analyse in Archives de médecine, 1871, et Union médicale, 1872, n° 134.

vrose faciale) (1), les poils se dessèchent, tombent (Larrey) (2).

Gangrène (*decubitus acutus*) allant depuis l'eschare jusqu'au sphacèle. Elle est consécutive non à la compression ou au contact de sécrétions altérées, mais à l'irritation à distance de certains centres nerveux.

Toutes ces lésions se remarquent par la rapidité de leur apparition et la douleur qui les accompagne.

Ne retrouvons-nous pas dans ces troubles trophiques consécutifs à des affections traumatiques ou fonctionnelles des nerfs un tableau assez complet du sclérème, et en particulier une reproduction du cas que j'ai rapporté sans parti pris, après l'avoir observé avec d'autant plus de soins et de détails, que je ne savais alors quelle théorie accepter, ou d'une partie des symptômes que M. Romberg a décrits dans les *trophonévroses* (3) :

La peau luisante, lisse, sèche, anémique « siége d'une altération qui aboutit à l'atrophie » (Charcot).

L'induration du tissu cellulaire le plus souvent. Son hypertrophie, dans certain cas de début, n'est que momentanée.

Des poussées érysipélateuses et douloureuses coïncidant quelquefois avec le froid (Ball, Gillette) et suivies de desquamation plus ou moins abondante.

Les taches pigmentaires, quelquefois vasculaires (Dufour, Nordt), d'autres fois plaques décolorées sur la face ou les parties atteintes, ou une coloration bronzée de presque toute la peau.

Éruption de pustules douloureuses, acné (Marrotte), ecthyma (l'auteur). Herpès.

---

(1) Trophonévrose faciale, H. Frémy, Thèse de Paris, 1872.

(2) Archives de médecine, 1822.

(3) Lehrbuch der Nervenkrankheiten der Menschen. Berlin, 1854.

Déformation des ongles et des dernières phalanges quelquefois considérable (Dufour, Hallopeau).

Ulcérations (Fiedler, Gamberini, Plu, Fœrster) superficielles, pemphigoïdes (Verneuil), rebelles, douloureuses, suppurant peu, siégeant surtout au niveau des articulations et autour des ongles (Dufour, Ball, Marrotte), et laissant des cicatrices persistantes.

Cheveux secs, cassants, tombant facilement. (Dufour et l'auteur) Sensation de prurit.

La gangrène qui s'est montrée dans le cas de l'auteur et qui n'a envahi que deux phalanges d'un seul doigt, n'est due ni à un étranglement, ni à un spasme vasculaire qui ne saurait durer aussi longtemps ou envahirait d'autres doigts, ni au conctact de la potasse qui aurait agi comme caustique (elle aurait atteint le voisinage), ou par le même mécanisme que l'acide phénique dans les cas que M. Ollier (1) a rapportés, et à la suite desquels il a proposé l'amputation par immersion. C'est la suite d'un trouble trophique rapide poussé à l'excès, une suspension totale de la nutrition.

Toutes ces lésions se font remarquer aussi par leur rapidité et nous l'avons même notée dans plusieurs débuts.

Les altérations de nutrition ont même porté jusque sur les os, atrophie des phalanges (Dufour, Hallopeau, Ball).

La symétrie se comprend puisque le trouble nerveux serait central ou ganglionnaire et de même la chronicité, car on connaît la ténacité des affections nerveuses, qui sont cependant curables.

L'influence du froid sur la sclérodermie se retrouve aussi dans l'étiologie des affections spinales.

La conservation des sécrétions et de la sensibilité de la peau expliquent le maintien assez prolongé d'un bon état général.

Dans l'autopsie qu'il fit d'un garçon présentant un type de scrofule atrophique d'Alibert, avec des altérations énormes de la nutrition

(1) Bulletin de thérapeutique, 30 juillet 1872.

de tous les systèmes, Chalvet trouva avec M. Luys des altérations de la moelle.

En résumé, je pense que le sclérème est une forme spéciale d'atrophie perdue dans la classe si nombreuse des lésions de nutrition. Les systèmes nerveux moteur et sensitif sont intacts, le système trophique seul est atteint. C'est une trophonévrose, et les auteurs mêmes qui n'admettent pas les nerfs trophiques, ne peuvent nier qu'il ne ne soit l'effet d'un trouble du pouvoir trophique. Aussi le retrouve-t-on plus fréquent chez les individus faibles et nerveux, chez les femmes plutôt que chez les hommes et au moment où la vie est plus active ; de même, la gangrène sèche s'attaque surtout aux parties les plus vivantes, et les tendons lui résistent longtemps.

Je suis loin du reste de me dissimuler les désidérata de cette théorie et j'avoue qu'il subsiste encore bien des points obscurs à éclaircir. Mais, j'espère que les faits bien observés, comme les derniers, s'accumuleront, que les expériences finiront par démontrer les nerfs trophiques, comme elles ont prouvé l'existence de ceux des différentes sensibilités, et que les conclusions des recherches futures viendront fournir des arguments nouveaux et confirmer cette opinion basée déjà sur des données sérieuses, desanalogies physiologiques et pathologiques, et abritée derrière l'opinion d'éminents praticiens.

TRAITEMENT.

Le traitement s'est ressenti des nombreuses idées émises pour expliquer la nature de la maladie, car en dehors de cette connaissance il ne réussit que par l'effet du hasard. Aussi ne doit-on pas s'étonner des variations qu'il a subies suivant les époques et de voir toutes les classes de la thérapeutique lui fournir leur contingent, soit contre l'état général, soit contre l'état local.

La saignée (Curzio, Thirial), les sangsues (Forget), les antiphlogistiques furent employés sans grand résultat.

On a naturellement conseillé les diaphorétiques (Alibert), les sudorifiques (Stambio), soit seuls, soit associés aux purgatifs (Fantonetti) ou aux diurétiques (Alibert, Rodet).

Puis ce fut le tour de la médication altérante.

On donna le mercure sous plusieurs formes, à l'intérieur (Curzio, Strambio) et à l'extérieur en frictions (Strambio) et même jusqu'à salivation (Forget, Alibert). De même, l'iodure de potassium fut prescrit sans grand succès (Grisolle, Plu, Fournier), soit en potions, soit en bains (Marrotte). La pensée du rhumatisme fit prescrire les alcalins (Verneuil, Gamberini).

Je me contenterai de mentionner l'électrisation (Panas, Natalis Guillot), les incisions (Follin), les scarifications (Mirault), soit pour débrider, soit à titre de saignée locale (Forget), les vésicatoires dont M. Rodet dit avoir retiré de bons résultats, et l'amputation qui à été la dernière ressource thérapeutique (Mirault).

Les frictions avec la pommade de ciguë, de belladone, les onctions narcotiques, les fomentations adoucissantes furent mises en usage, mais ces moyens ne peuvent servir que d'adjuvants.

Toutefois il est très-important de saisir les indications tirées de l'état général avant de s'occuper de celui de la peau, qui nous frappe cependant le plus. Il est nuisible d'épuiser les malades par des débilitants ou des transpirations exagérées. Les emménagogues dans les cas d'aménorrhée (Trousseau), les toniques, l'hygiène, le fer, l'hydrothérapie, le quinquina, une nourriture réparatrice sont très-utiles chez les chlorotiques et les cachectiques. Le sulfate de quinine associé à l'opium (Heusinger, Marrotte) semblent avoir rendu des services qui s'expliquent par leur action sur les ganglions ou sur le pouvoir excito-moteur de la moelle.

Ensuite on fera bien d'attaquer l'état local. Les bains avec décoction de ciguë, alcalins (Lebreton) au sulfate de fer (Gillette) sulfureux (Lallier), mais surtout les bains de vapeur (Fantonetti, Forget, Hillairet) ont rendu des services.

On enverra, s'il est possible, le malade aux eaux minérales, dont l'utilité est si grande dans le traitement des affections de peau et, parmi elles on conseillera surtout Luchon (Dufour).

Il est encore une autre indication qui me paraît avoir une réelle importance, c'est l'emploi des courants continus, dont l'influence sur la nutrition est si efficace.

Il faudra insister sur les bains de vapeur et le massage (Hillairet), sanctionnés par l'expérience, qui, en excitant les propriétés et la nutrition de la peau, lui rendront en partie son poli et sa souplesse.

En tous cas le traitement est toujours long, avec alternatives de recrudescences et d'améliorations, car il est difficile d'assouplir une telle induration ; mais, en y mettant de la persévérance et en attendant que le temps amène le succès de la thérapeutique, les malades retireront plus de profit de la confiance en leur médecin que de la satisfaction de leurs propres caprices.

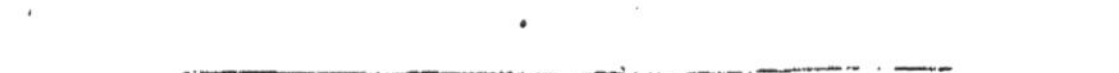

A. Parent, imprimeur de la Faculté de Médecine, rue Mr-le-Prince, 31.

www.ingramcontent.com/pod-product-compliance
Ingram Content Group UK Ltd.
Pitfield, Milton Keynes, MK11 3LW, UK
UKHW021105270726
13993UKWH00006B/1027

9 782329 121222